LIBRO DI CUCINA INDIANA

GUSTOSE RICETTE DELLA TRADIZIONE INDIANE
DA GUSTARE A CASA

THOMAS KHATRI

2022

Sommario

Introduzione 7
RICETTE DI LENTICCHIE 9
Curry di lenticchie 10
Delizioso Curry Di Lenticchie Nere 12
Lenticchie Butternut Squash Curry 15
Lenticchie a cottura lenta semplici 17
Curry di lenticchie e patate al cocco 19
Spezzatino Di Lenticchie Piccante 21
Lenticchie Masala Senza Glutine 23
Curry di lenticchie rosse saporito 25
Curry di lenticchie e cavolfiori 28
Deliziose Lenticchie Temperate 30
Zuppa Di Patate Dolci Di Lenticchie 32
Curry Di Lenticchie Rosse Di Patate 34
Lenticchie Di Spinaci Sane 36
Riso Di Lenticchie Facile 38
Lenticchie Pollo Verdure Al Curry 41
Curry Di Lenticchie Verdi Sano 43
Zuppa di lenticchie affumicate 45
Zuppa di lenticchie al cocco e spinaci 47
Lenticchie Keema Piccanti 50
Curry cremoso di piselli spezzati 52
Zuppa Di Verdure Di Lenticchie 54
Deliziose Lenticchie Al Limone 57
Gustosa Zuppa Di Lenticchie Di Carote 59
Stufato di fagioli di patate dolci di lenticchie 61
RICETTE DI FAGIOLI E PISELLI 63
Ceci e tofu sani 64
Curry di lenticchie e zucca di ceci 66
Fagioli rossi dell'India settentrionale 68
Semplici Black Eyed Peas 70
Gustoso curry di piselli dagli occhi neri 72
Pisello verde sano e cavolfiore Korma 74

Ciotola di fagioli rossi 76
Chickpea Lentil Chili 79
Fagioli Rossi e Lenticchie 81
Curry di ceci semplice 83
Curry Di Verdure Di Piselli E Ceci 86
Fagioli Al Forno Al Curry Perfetti 88
Fagioli Rossi con Peperone 90
Piselli piccanti dagli occhi neri 92
Curry di ceci e cocco con quinoa 94
Zuppa Di Cavolo Con Fagioli Rossi 96
Curry di ceci senza glutine 98
Ciotola Vegetariana Di Peperoncino 100
Peperoncino rosso sano del fagiolo di lenticchia della curcuma .. 102
Spezzatino di patate dolci di ceci e cavoli 105
Curry di cavolfiore e spinaci di ceci 107
Ceci Piccanti Invernali 109
Ceci Al Curry Piccanti 113
Riso ai Piselli Speziato 115
Riso Di Piselli Al Burro 117
RICETTE VEGETALI 119
Deliziose patate speziate e cavolfiore 120
Delizioso Paneer agli spinaci 122
Gustosa Patata Spinaci 124
Patate Melanzane Piccanti 126
Curry Di Cocco Vegetale Sano 128
Curry di cavolfiore intero facile 131
Riso Al Curry Di Verdure 133
Melanzane Zucchine Al Curry 135
Korma di verdure saporite 137
Curry di patate e gombo 139
Delizioso Navratan Korma 141
Sambar a cottura lenta 144
Zuppa cremosa di zucca e carote 146
Yummy patate cotte lentamente 148
Patate Al Curry 150
Funghi Melanzane Patate Al Curry 153

Curry di ceci melanzane 155
Curry di melanzane al cocco... 157
Zuppa cremosa di cavolfiore 159
Delizioso Curry Di Patate Dolci.. 161
Curry di verdure saporito.. 164
Curry delizioso del cocco del tofu 166
Curry cremoso al cocco e zucca 168
Ricco Curry Di Patate 170
Curry di verdure miste... 173
RICETTE DI CARNE 175
Gustoso pollo Tikka Masala 176
Delizioso pollo tandoori 180
Pollo Al Burro Di Arachidi 182
Pollo Al Curry Piccante 184
Curry di capra succoso e tenero 186
Delizioso Manzo Cotto Lento 189
Curry di manzo semplice 192
Pollo al curry facile 194
Pollo al curry di verdure.. 196
Pollo Piccante Di Cavolfiore... 198
Buonissimo pollo al burro... 200
Curry di agnello 202
Pollo Quinoa al Curry.. 205
Delizioso Stufato Di Pollo 207
Curry di pollo cremoso al cocco.. 210
Gustoso pollo Kheema 212
Zuppa di pollo squisita.. 215

Introduzione

La cucina indiana è amata in tutto il mondo per la varietà di spezie che utilizza. Certo, la cucina sta ancora cambiando ed evolvendosi. Il cibo è diventato sempre più popolare, il che significa che i sapori non sono così estranei come una volta. Piatti come Garam Masala e Haldi fanno la loro comparsa nelle cucine ovunque.

Ma anche se le persone si stanno innamorando del cibo indiano, le persone si imbattono in un altro problema: il tempo. Questi piatti sono più difficili da preparare quando devi affrontare il ritmo frenetico del resto della tua vita. Le persone vogliono ancora fare del buon cibo per la loro famiglia, ma deve essere in grado di lavorare con la loro vita. Molti piatti richiedono molto più tempo e attenzione di quanto dobbiamo dedicare ai piatti che vogliamo preparare.

Per aiutarti, ci concentreremo sul metodo di cottura Dum pukht. È un processo di cottura lento. Significa che cucinerai del cibo nei suoi succhi. Usa meno spezie ma mantiene i sapori interessanti. E questi sono piatti che potrai mettere insieme e poi andare via e fare tutto ciò che devi fare. Tornerai a casa in una casa che non solo ha un buon profumo, ma ha già un piatto pronto per te.

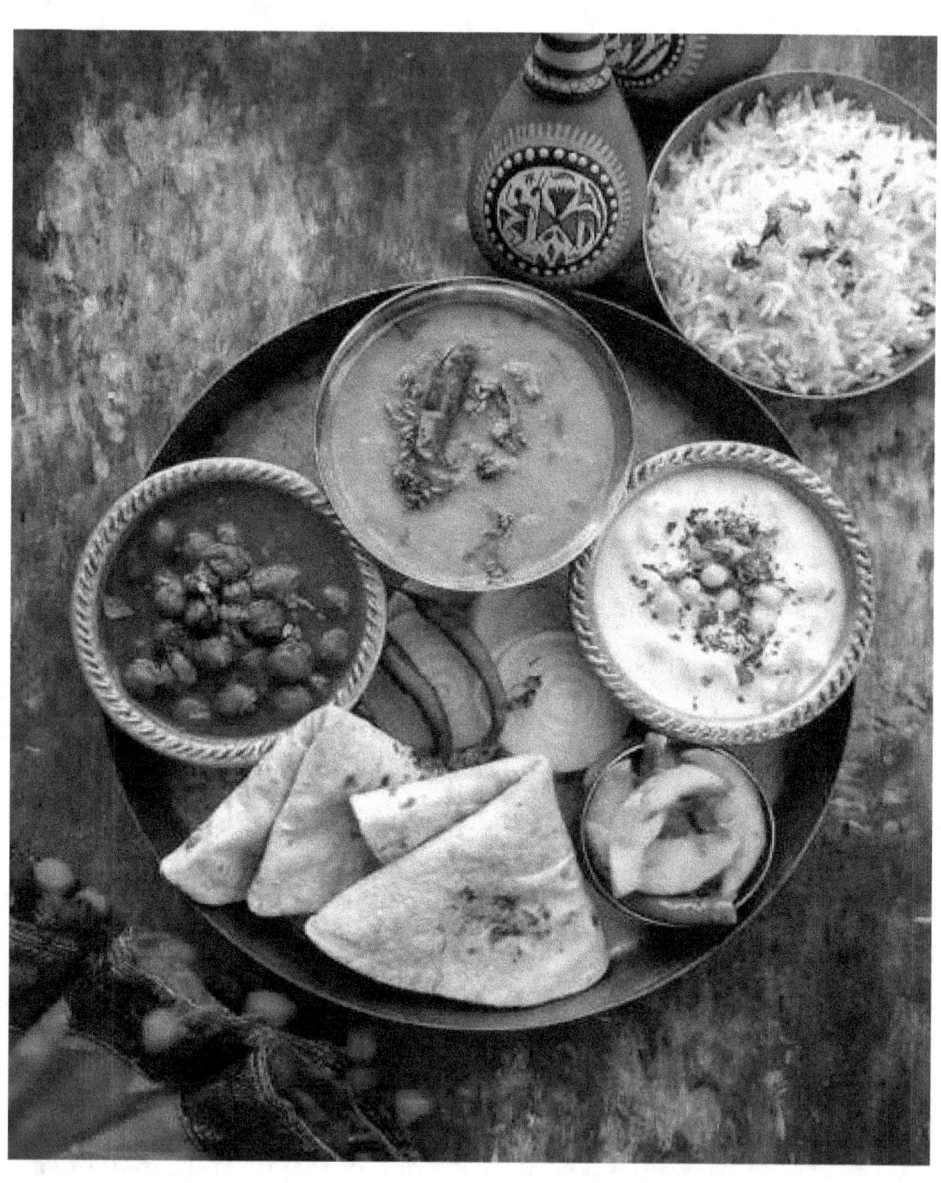

RICETTE DI LENTICCHIE

Curry di lenticchie

Tempo totale: 5 ore e 10 minuti
Tempo totale: 5 ore e 10 minuti
Porzioni: 6

1 1/2 tazza di lenticchie verdi, sciacquare e scolate

3 cucchiai di concentrato di pomodoro

14 once possono latte di cocco

3 cucchiaini di curry in polvere

1 cipolla, a dadini

3 spicchi d'aglio, tritati

1 peperone giallo, tagliato a dadini

1/4 cucchiaino di pepe

1/2 cucchiaino di zenzero macinato

2 cucchiaini di garam masala

2 cucchiaini di zucchero

2 1/2 tazze d'acqua

2 cucchiai di olio d'oliva

1 cucchiaino di aglio in polvere

1 cucchiaino di cumino

1 1/2 cucchiaino di sale

- Aggiungere l'olio d'oliva, il peperone giallo, l'aglio e la cipolla nella pentola a cottura lenta.
- Aggiungere le lenticchie nella pentola a cottura lenta e mescolare bene.
- Aggiungere tutti gli ingredienti rimanenti e mescolare bene.
- Coprite e cuocete a fuoco basso per 5 ore.
- Mescolate bene e servite con il riso.

Calorie 376, Grassi 19 g, Carboidrati 39 g, Zucchero 4 g, Proteine 15 g, Colesterolo 0 mg

Calorie 376, Grassi 19 g, Carboidrati 39 g, Zucchero 4 g, Proteine 15 g, Colesterolo 0 mg

Delizioso Curry Di Lenticchie Nere

Tempo totale: 12 ore e 15 minuti
Tempo totale: 12 ore e 15 minuti

Porzioni: 8

1 tazza di lenticchie nere intere

3 chiodi di garofano

1 cucchiaio di zenzero tritato

8 spicchi d'aglio, tritati

2 peperoncini verdi, tagliati nel senso della lunghezza

1 cucchiaio di coriandolo in polvere

1/2 cucchiaino di curcuma in polvere

1/2 tazza di fagioli rossi

1 foglia di alloro

1 stecca di cannella

3 baccelli di cardamomo

1/2 cucchiaino di peperoncino in polvere

4 pomodori, tagliati a dadini

1 cucchiaino di garam masala

1/4 tazza di panna

2 cucchiai di burro

sale

- Mettere a bagno le lenticchie nere ei fagioli rossi in acqua per tutta la notte.
- Aggiungere tutti gli ingredienti tranne la panna nella pentola a cottura lenta con 4 tazze di acqua e mescolare bene.
- Coprite e cuocete a fuoco basso per 12 ore.
- Mescola bene e schiaccia leggermente usando il dorso di un cucchiaio.
- Aggiungere la panna e mescolare bene.
- Servite e gustate.

Calorie 186, Grassi 4 g, Carboidrati 27 g, Zucchero 2 g, Proteine 10 g, Colesterolo 9 mg
Calorie 186, Grassi 4 g, Carboidrati 27 g, Zucchero 2 g, Proteine 10 g, Colesterolo 9 mg

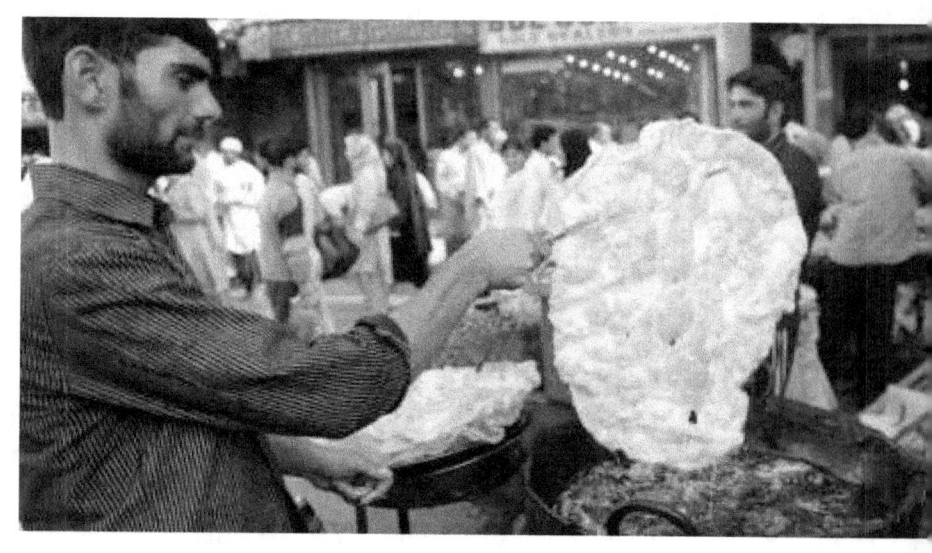

Lenticchie Butternut Squash Curry

Tempo totale: 12 ore e 15 minuti
Tempo totale: 12 ore e 15 minuti

Porzioni: 8

2 tazze di lenticchie rosse

4 tazze di zucca butternut, tagliata a cubetti

2 cucchiai di zenzero tritato

1 1/2 cucchiaino di curry in polvere

1 cucchiaino di coriandolo macinato

1 cipolla, tritata

2 spicchi d'aglio, tritati

1 cucchiaino di garam masala

1 cucchiaino di curcuma

14 once possono latte di cocco

500 g di pomodori in scatola, tagliati a cubetti

3 tazze di brodo vegetale

1 cucchiaino di cumino macinato

1/2 cucchiaino di sale

- Aggiungere tutti gli ingredienti nella pentola a cottura lenta e mescolare bene.
- Coprite e cuocete a fuoco basso per 8 ore.
- Servite e gustate.

Calorie 329, Grassi 11 g, Carboidrati 45 g, Zucchero 5 g, Proteine 15 g, Colesterolo 0 mg
Calorie 329, Grassi 11 g, Carboidrati 45 g, Zucchero 5 g, Proteine 15 g, Colesterolo 0 mg

Lenticchie a cottura lenta semplici

Tempo totale: 6 ore e 15 minuti
Tempo totale: 6 ore e 15 minuti

Porzioni: 6

2 tazze di lenticchie rosse, sciacquate e scolate
1 foglia di alloro
1 cucchiaio di curcuma macinata
1 cucchiaio di zenzero fresco, grattugiato
1 cipolla media, tagliata a dadini
15 once di pomodori in scatola, a dadini
5 tazze d'acqua
1 cucchiaino di semi di finocchio
2 cucchiaini di semi di senape
2 cucchiaini di semi di cumino
1/4 cucchiaino di pepe nero macinato
1 cucchiaino di sale kosher

- Scaldare la padella a fuoco medio e tostare i semi di finocchio, i semi di senape ei semi di cumino in una padella fino a quando fragranti per 2-3 minuti.
- Aggiungere le spezie tostate e tutti gli ingredienti rimanenti nella pentola a cottura lenta e mescolare bene.
- Coprite e cuocete a fuoco basso per 6 ore.
- Mescolate bene e servite.

Calorie 265, Grassi 1 g, Carboidrati 46 g, Zucchero 4 g, Proteine 18 g, Colesterolo 0 mg

Calorie 265, Grassi 1 g, Carboidrati 46 g, Zucchero 4 g, Proteine 18 g, Colesterolo 0 mg

Curry di lenticchie e patate al cocco

Tempo totale: 8 ore e 15 minuti
Tempo totale: 8 ore e 15 minuti

Porzioni: 10

2 tazze di lenticchie marroni

14 once possono latte di cocco

3 tazze di brodo vegetale

15 once possono salsa di pomodoro

15 once di pomodori in scatola, a dadini

1/4 cucchiaino di chiodi di garofano macinati

3 cucchiai di curry in polvere

2 carote medie, sbucciate e tagliate a cubetti

1 patata dolce, sbucciata e tagliata a cubetti

2 spicchi d'aglio, tritati

1 cipolla media, tagliata a dadini

- Aggiungere tutti gli ingredienti tranne il latte di cocco nella pentola a cottura lenta e mescolare bene.
- Coprite e cuocete a fuoco basso per 8 ore.
- Mescolare il latte di cocco e servire con il riso.

Calorie 152, Grassi 3 g, Carboidrati 22 g, Zucchero 6 g, Proteine 9 g, Colesterolo 0 mg

Calorie 152, Grassi 3 g, Carboidrati 22 g, Zucchero 6 g, Proteine 9 g, Colesterolo 0 mg

Spezzatino Di Lenticchie Piccante

Tempo totale: 6 ore e 15 minuti
Tempo totale: 6 ore e 15 minuti

Porzioni: 8

3 tazze di lenticchie rosse, sciacquate e scolate

3 1/2 tazza di pomodori, schiacciati

1/2 cucchiaio di pepe nero

1/2 cucchiaio di curry in polvere

1/2 cucchiaio di paprika

1/2 cucchiaio di peperoncino in polvere

1/2 cucchiaio di garam masala

1/2 cucchiaio di curcuma in polvere

6 tazze di brodo vegetale

1 cipolla, a dadini

2 spicchi d'aglio, tritati

3 peperoncino serrano, tagliato a dadini

2 cucchiai di coriandolo tritato

1 cucchiaio di condimento creolo

1 cucchiaio di aglio in polvere

1 cucchiaio di cipolla in polvere

1/2 cucchiaio di zenzero in polvere

- Aggiungere tutti gli ingredienti nella pentola a cottura lenta e mescolare bene.
- Coprite e cuocete a fuoco alto per 5 ore.
- Scopri la pentola a cottura lenta e cuoci per altri 50 minuti.
- Servite e gustate.

Calorie 318, Grassi 2 g, Carboidrati 51 g, Zucchero 5 g, Proteine 23 g, Colesterolo 0 mg
Calorie 318, Grassi 2 g, Carboidrati 51 g, Zucchero 5 g, Proteine 23 g, Colesterolo 0 mg

Lenticchie Masala Senza Glutine

Tempo totale: 6 ore e 10 minuti
Tempo totale: 6 ore e 10 minuti

Porzioni: 8

2 1/4 tazze di lenticchie marroni

4 tazze di brodo vegetale

15 once di pomodori in scatola, a dadini

1 cipolla media, tritata

3 spicchi d'aglio, tritati

1 cucchiaio di zenzero fresco, tritato

1/4 tazza di concentrato di pomodoro

2 cucchiaini di pasta di tamarindo

1 cucchiaino di sciroppo d'acero

1 1/2 cucchiaino di garam masala

1 tazza di latte di cocco

3/4 cucchiaini di sale

- Aggiungere tutti gli ingredienti tranne il latte di cocco nella pentola a cottura lenta e mescolare bene.
- Coprite e cuocete a fuoco basso per 6 ore.
- Mescolare il latte di cocco e servire.

Calorie 306, Grassi 9 g, Carboidrati 41 g, Zucchero 5 g, Proteine 17 g, Colesterolo 0 mg

Calorie 306, Grassi 9 g, Carboidrati 41 g, Zucchero 5 g, Proteine 17 g, Colesterolo 0 mg

Curry di lenticchie rosse saporito

Tempo totale: 8 ore e 15 minuti
Tempo totale: 8 ore e 15 minuti

Porzioni: 16

4 tazze di lenticchie marroni, sciacquate e scolate
5 cucchiai di pasta di curry rosso
1 cucchiaio di garam masala
1 1/2 cucchiaino di curcuma
2 cucchiaini di zucchero
1/2 tazza di latte di cocco
29 oz può passata di pomodoro
2 cipolle, a dadini
4 spicchi d'aglio, tritati
1 cucchiaio di zenzero tritato
4 cucchiai di burro
7 tazze d'acqua
1 cucchiaino di sale

- Aggiungere tutti gli ingredienti tranne il latte di cocco nella pentola a cottura lenta e mescolare bene.
- Coprite e cuocete a fuoco basso per 8 ore.
- Aggiungere il latte di cocco e mescolare bene.
- Servire con riso e gustare.

Calorie 261, Grassi 6 g, Carboidrati 37 g, Zucchero 4 g, Proteine 13 g, Colesterolo 8 mg

Calorie 261, Grassi 6 g, Carboidrati 37 g, Zucchero 4 g, Proteine 13 g, Colesterolo 8 mg

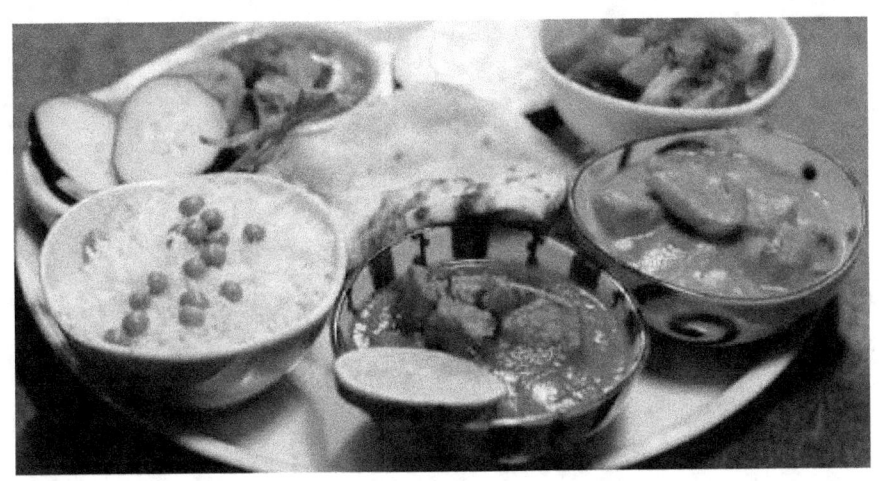

Curry di lenticchie e cavolfiori

Tempo totale: 5 ore e 15 minuti
Tempo totale: 5 ore e 15 minuti

Porzioni: 6

1 tazza di lenticchie rosse

3 tazze di cavolfiore, tagliate a cimette

3 datteri, snocciolati e tritati

2/3 di tazza di latte di cocco

1 1/2 cucchiaino di curcuma

1 cucchiaino di zenzero, grattugiato

2 cucchiai di pasta di curry rosso tailandese

3 spicchi d'aglio, tritati

1/2 cipolla, tritata

3 tazze di brodo vegetale

1/4 cucchiaino di sale marino

- Aggiungere tutti gli ingredienti tranne il latte di cocco nella pentola a cottura lenta e mescolare bene.
- Coprite e cuocete a fuoco basso per 5 ore.
- Aggiungere il latte di cocco e mescolare bene.
- Servire con riso e gustare.

Calorie 247, Grassi 9 g, Carboidrati 29 g, Zucchero 6 g, Proteine 12 g, Colesterolo 0 mg

Calorie 247, Grassi 9 g, Carboidrati 29 g, Zucchero 6 g, Proteine 12 g, Colesterolo 0 mg

Deliziose Lenticchie Temperate

Tempo totale: 6 ore e 20 minuti
Tempo totale: 6 ore e 20 minuti
Porzioni:
6

---

1 tazza e mezzo di lenticchie gialle, sciacquate e scolate
1/4 tazza di coriandolo fresco, tritato
1 cucchiaino di curcuma in polvere
2 cucchiaini di aglio, tritato
2 pomodori medi, tritati
1/2 cipolla media, tritata
1 cucchiaino di sale
Per la tempera:
2 cucchiai di olio vegetale
1/4 cucchiaino di peperoncino in polvere
1/2 cucchiaino di coriandolo in polvere
1/2 cucchiaino di cumino in polvere
1 spicchio d'aglio, tritato
1/2 cucchiaino di semi di cumino interi

- Aggiungi le lenticchie nella pentola a cottura lenta con 4 tazze di acqua.
- Aggiungere la curcuma in polvere, l'aglio, i pomodori, la cipolla e il sale nella pentola a cottura lenta e mescolare bene.
- Coprite e cuocete a fuoco basso per 5 ore.
- Scalda l'olio vegetale nella padella a fuoco medio-alto.
- Una volta che l'olio è caldo, spegni il fuoco e aggiungi cumino, aglio e spezie. Mescolare bene.
- Mescolare la tempera preparata nella lenticchia calda.
- Aggiungi il coriandolo e mescola bene.
- Cuocere le lenticchie per un'altra ora per amalgamare tutti i sapori.
- Servire caldo con riso e gustare.

Calorie 208, Grassi 5,2 g, Carboidrati 28 g, Zucchero 1,5 g, Proteine 12,7 g, Colesterolo 0 mg

Calorie 208, Grassi 5,2 g, Carboidrati 28 g, Zucchero 1,5 g, Proteine 12,7 g, Colesterolo 0 mg

Zuppa Di Patate Dolci Di Lenticchie

Tempo totale: 6 ore e 20 minuti
Tempo totale: 6 ore e 20 minuti
Porzioni:
4

---

1 1/2 tazza di lenticchie marroni

1 patata dolce grande, tagliata a cubetti da 1/2 pollice

6 tazze di brodo vegetale

1 tazza di latte di cocco

1/2 cucchiaio di pasta di peperoncino

1 cipolla media, tagliata a dadini

3 spicchi d'aglio, tritati

1/2 cucchiaio di zenzero, grattugiato

2 cucchiaini di cumino macinato

1 cucchiaino di garam masala

2 cucchiaini di succo di lime

1/4 tazza di coriandolo fresco, tritato

400 g di pomodori in scatola, tagliati a dadini

Pepe

sale

- Aggiungere tutti gli ingredienti tranne i pomodori e il succo di lime nella pentola a cottura lenta e mescolare bene.
- Coprite e cuocete a fuoco basso per 6 ore.
- Mescolare i pomodori e il succo di lime.
- Cuocere la zuppa per altri 10 minuti per amalgamare i sapori.
- Condite con pepe e sale.
- Servire caldo e gustare.

Calorie 395, Grassi 17 g, Carboidrati 54 g, Zucchero 11 g, Proteine 23 g, Colesterolo 1 mg

Calorie 395, Grassi 17 g, Carboidrati 54 g, Zucchero 11 g, Proteine 23 g, Colesterolo 1 mg

Curry Di Lenticchie Rosse Di Patate

Tempo totale: 4 ore e 15 minuti
Tempo totale: 4 ore e 15 minuti
Porzioni:
8

1 tazza di lenticchie rosse, sciacquate

2 patate, tagliate a cubetti

1 tazza di lenticchie marroni, sciacquate

1 cipolla grande, tagliata a dadini

1/2 cucchiaino di curcuma

1/2 cucchiaino di semi di cumino, tostati

1 cucchiaino di zucchero

14 oz lattina di pomodoro, a dadini

14 once possono latte di cocco

1 cucchiaio di aglio, tritato

1 cucchiaino di zenzero, tritato

2 cucchiai di burro

2 cucchiai di curry in polvere

1/2 cucchiaino di fiocchi di peperone rosso

- Aggiungere tutti gli ingredienti tranne il latte di cocco nella pentola a cottura lenta e mescolare bene.
- Aggiungere l'acqua nella pentola a cottura lenta per coprire il composto di lenticchie.
- Coprite e cuocete a fuoco alto per 4 ore.
- Aggiungere il latte di cocco e mescolare bene.
- Servire caldo e gustare.

Calorie 307, Grassi 14 g, Carboidrati 39 g, Zucchero 3 g, Proteine 13 g, Colesterolo 8 mg

Calorie 307, Grassi 14 g, Carboidrati 39 g, Zucchero 3 g, Proteine 13 g, Colesterolo 8 mg

Lenticchie Di Spinaci Sane

Tempo totale: 4 ore e 30 minuti
Tempo totale: 4 ore e 30 minuti
Porzioni:

4

---

1 tazza di piselli spezzati gialli

3 1/2 tazze d'acqua

100 g di spinaci, tritati

1 cucchiaino di semi di cumino

1 cucchiaio di zenzero fresco, pelato e tritato

3 spicchi d'aglio, tritati

1 cucchiaino di semi di senape

1 cipolla media, tagliata a dadini

150 g di pomodori in scatola, scolati e tagliati a cubetti

2 peperoni jalapeno, privati del torsolo e tagliati a cubetti

1 cucchiaino di curcuma

1/2 cucchiaino di coriandolo

1/4 cucchiaino di pepe di Caienna

1 cucchiaino di sale

- Aggiungere tutti gli ingredienti tranne gli spinaci nella pentola a cottura lenta e mescolare bene.
- Coprite e cuocete a fuoco alto per 4 ore.
- Aggiungere gli spinaci e cuocere per altri 20.
- Mescolate bene e servite.

Calorie 236, Grassi 1,4 g, Carboidrati 43 g, Zucchero 9 g, Proteine 16,1 g, Colesterolo 0 mg

Calorie 236, Grassi 1,4 g, Carboidrati 43 g, Zucchero 9 g, Proteine 16,1 g, Colesterolo 0 mg

Riso Di Lenticchie Facile

Tempo totale: 4 ore e 10 minuti
Tempo totale: 4 ore e 10 minuti
Porzioni:
6

1/2 tazza di lenticchie, sciacquate e scolate

1 cucchiaino di aglio in polvere

3 1/2 tazze di brodo vegetale

1 cucchiaio di curry in polvere

1 tazza di riso bianco, sciacquato e scolato

1 cipolla, a dadini

1/4 cucchiaino di pepe

sale

- Aggiungere tutti gli ingredienti nella pentola a cottura lenta e mescolare bene.
- Coprite e cuocete a fuoco alto per 4 ore.
- Mescolate bene e servite.

Calorie 204, Grassi 1,3 g, Carboidrati 37 g, Zucchero 1,7 g, Proteine 9,6 g, Colesterolo 0 mg

Calorie 204, Grassi 1,3 g, Carboidrati 37 g, Zucchero 1,7 g, Proteine 9,6 g, Colesterolo 0 mg

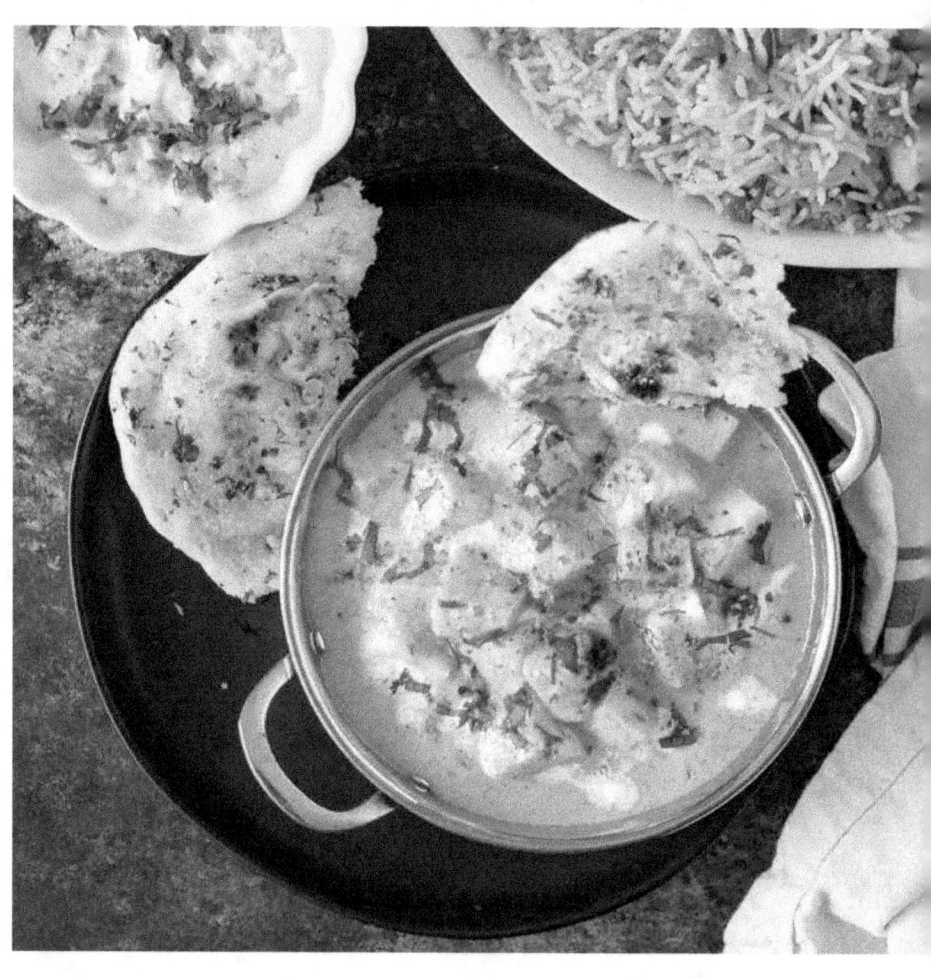

Lenticchie Pollo Verdure Al Curry

Tempo totale: 4 ore e 20 minuti
Tempo totale: 4 ore e 20 minuti
Porzioni:
8

1 libbra di lenticchie secche, sciacquate e scolate

4 tazze di spinaci freschi, tritati

4 tazze di brodo vegetale

1/4 cucchiaino di cannella

1 1/2 cucchiaino di curcuma

1/2 cucchiaino di pepe di Caienna

1 cucchiaio di curry in polvere

2 libbre di cosce di pollo, disossate e tagliate a pezzi

6 spicchi d'aglio, tritati

1 testa di cavolfiore piccola, tagliata a cimette

2 tazze di carote, tritate

1 cipolla grande, tritata

1 cucchiaino di sale

- Aggiungere tutti gli ingredienti tranne gli spinaci nella pentola a cottura lenta e mescolare bene.
- Coprite e cuocete a fuoco alto per 3 ore e mezza.
- Aggiungere gli spinaci e mescolare bene. Coprite e cuocete per altri 30 minuti.
- Mescolate bene e servite con il riso.

Calorie 473, Grassi 10 g, Carboidrati 42 g, Zucchero 4,6 g, Proteine 51 g, Colesterolo 101 mg

Calorie 473, Grassi 10 g, Carboidrati 42 g, Zucchero 4,6 g, Proteine 51 g, Colesterolo 101 mg

Curry Di Lenticchie Verdi Sano

Tempo totale: 6 ore e 15 minuti

Tempo totale: 6 ore e 15 minuti

Porzioni:

6

---

2 tazze di lenticchie verdi, sciacquate e scolate

3 tazze d'acqua

6 once può concentrato di pomodoro

14 once possono latte di cocco

1 cucchiaino di cumino

1 cucchiaino di curry in polvere

1/2 cucchiaino di coriandolo macinato

1 cucchiaino di curcuma

1 cucchiaino di olio vegetale

6 spicchi d'aglio, tritati

1 cipolla grande, tritata

1 1/4 cucchiaino di sale

- Scaldare l'olio nella padella a fuoco medio.
- Aggiungere l'aglio e la cipolla nella padella e rosolare per 5 minuti.
- Aggiungere il cumino, il curry in polvere, il coriandolo, la curcuma e il sale e rosolare per 1 minuto.
- Trasferire la miscela della padella nella pentola a cottura lenta con i restanti ingredienti. Mescolare bene.
- Coprite e cuocete a fuoco basso per 6 ore.
- Servire caldo con riso e gustare.

Calorie 404, Grassi 15,9 g, Carboidrati 49 g, Zucchero 5,9 g, Proteine 19,7 g, Colesterolo 0 mg

Calorie 404, Grassi 15,9 g, Carboidrati 49 g, Zucchero 5,9 g, Proteine 19,7 g, Colesterolo 0 mg

Zuppa di lenticchie affumicate

Tempo totale: 6 ore e 15 minuti

Tempo totale: 6 ore e 15 minuti

Porzioni:

6

---

2 tazze di lenticchie rosse

2 cucchiai di paprika affumicata

2 carote, tritate

4 spicchi d'aglio, tritati

8 tazze di brodo vegetale

1 cipolla, tritata

3 cucchiai di prezzemolo fresco tritato

1/4 tazza di semi di zucca mondati

2 patate, sbucciate e tritate

1/3 di tazza di concentrato di pomodoro

3 cucchiai di succo di limone

3 cucchiai di olio vegetale

- Aggiungere le lenticchie, il succo di limone, il concentrato di pomodoro, l'aglio, la paprika, le carote, le patate, la cipolla e il brodo nella pentola a cottura lenta e mescolare bene.
- Coprite e cuocete a fuoco basso per 6 ore.
- Nel frattempo, in una piccola ciotola, unire prezzemolo e olio.
- Versare la zuppa nelle ciotole e condire con prezzemolo e miscela di olio.
- Cospargere i semi di zucca sulla zuppa.
- Servite e gustate.

Calorie 474, Grassi 9,9 g, Carboidrati 67,6 g, Zucchero 7 g, Proteine 25,8 g, Colesterolo 0 mg
Calorie 474, Grassi 9,9 g, Carboidrati 67,6 g, Zucchero 7 g, Proteine 25,8 g, Colesterolo 0 mg

Zuppa di lenticchie al cocco e spinaci

Tempo totale: 4 ore e 45 minuti
Tempo totale: 4 ore e 45 minuti
Porzioni:
6

---

4 tazze di spinaci freschi, tritati

400 ml di latte di cocco

4 tazze di brodo vegetale

1 1/2 tazza di lenticchie rosse, sciacquate e scolate

1 cucchiaino di cannella in polvere

1/2 cucchiaino di garam masala

1 cucchiaino di curcuma macinata

1 cucchiaino di semi di coriandolo macinato

1 cucchiaino di cumino macinato

2 cucchiaini di aglio, tritato

1 cipolla grande, tritata

1 cucchiaio di olio vegetale

Pepe

sale

- Scaldare l'olio nella padella a fuoco medio.
- Aggiungere la cipolla nella padella e rosolare per 5 minuti o fino a doratura.
- Aggiungere la cannella, il garam masala, la curcuma, il coriandolo, il cumino e l'aglio e cuocere per 2 minuti.
- Trasferisci il composto di cipolla e spezie nella pentola a cottura lenta.
- Aggiungere le lenticchie e il brodo nella pentola a cottura lenta e mescolare bene.
- Coprite e cuocete a fuoco basso per 4 ore.
- Aggiungere il latte di cocco e gli spinaci. Mescolate bene e cuocete per altri 30 minuti.
- Condite con pepe e sale.
- Servite e gustate.

Calorie 368, Grassi 20 g, Carboidrati 37 g, Zucchero 5 g, Proteine 14,9 g, Colesterolo 0 mg
Calorie 368, Grassi 20 g, Carboidrati 37 g, Zucchero 5 g, Proteine 14,9 g, Colesterolo 0 mg

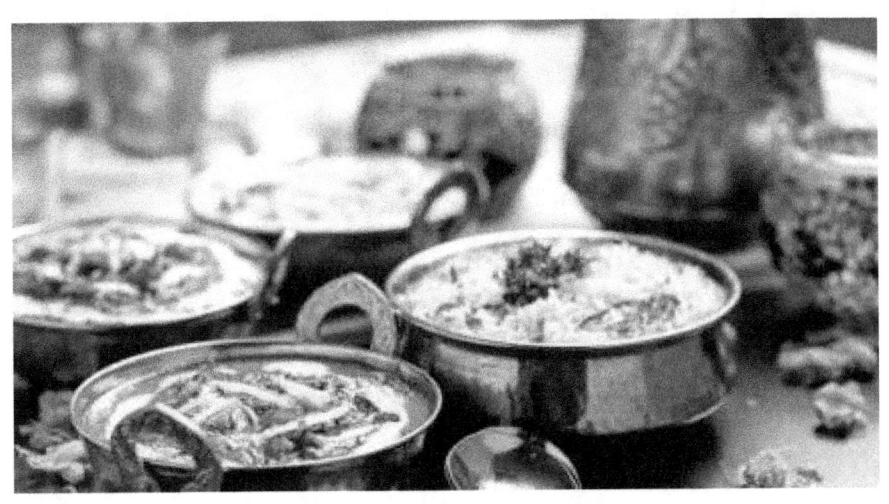

Lenticchie Keema Piccanti

Tempo totale: 4 ore e 15 minuti
Tempo totale: 4 ore e 15 minuti
Porzioni:
4

---

3 tazze di lenticchie verdi, cotte

1 cucchiaino di fiocchi di peperoncino essiccato

1/2 cucchiaino di curcuma macinata

2 cucchiaini di garam masala

2 cucchiaini di coriandolo macinato

2 cucchiaini di cumino macinato

1 cipolla grande, tritata

3 cucchiai di zenzero fresco, grattugiato

6 spicchi d'aglio, tritati

1 1/2 tazza di brodo vegetale

2 cucchiai di tamari

1 cucchiaino di pepe

1 cucchiaino di sale

- Aggiungere tutti gli ingredienti nella pentola a cottura lenta e mescolare bene.
- Coprite e cuocete a fuoco basso per 4 ore.
- Mescolate bene e servite.

Calorie 206, Grassi 0,9 g, Carboidrati 37 g, Zucchero 2 g Proteine 15 g, Colesterolo 0 mg

Calorie 206, Grassi 0,9 g, Carboidrati 37 g, Zucchero 2 g Proteine 15 g, Colesterolo 0 mg

Curry cremoso di piselli spezzati

Tempo totale: 6 ore e 15 minuti
Tempo totale: 6 ore e 15 minuti
Porzioni:
6

1 tazza e mezzo di piselli secchi

1 tazza di panna

1/2 cucchiaino di zenzero macinato

2 cucchiaini di curry in polvere

1 cucchiaio di curcuma

1 cucchiaio di pasta di curry verde

3 spicchi d'aglio, tritati

1/2 tazza di cipolla, tagliata a dadini

15 once possono latte di cocco

28 once lattina di pomodori, schiacciati

1 cucchiaino di sale

- Aggiungi tutti gli ingredienti tranne la panna nella pentola a cottura lenta. Mescolare bene.
- Coprite e cuocete a fuoco basso per 6 ore.
- Aggiungere la panna e mescolare bene.
- Servire con riso e gustare.

Calorie 425, Grassi 23,8 g, Carboidrati 42,4 g, Zucchero 9 g, Proteine 15,5 g, Colesterolo 27 mg

Calorie 425, Grassi 23,8 g, Carboidrati 42,4 g, Zucchero 9 g, Proteine 15,5 g, Colesterolo 27 mg

Zuppa Di Verdure Di Lenticchie

Tempo totale: 8 ore e 15 minuti
Tempo totale: 8 ore e 15 minuti
Porzioni:
8

---

1 1/2 tazza di lenticchie verdi, sciacquate e scolate

9 tazze di brodo vegetale

5 grani di pepe

3 foglie di alloro

3 cucchiai di salsa di soia

1 cucchiaino di timo

2 cucchiaini di origano

1 cucchiaio di aglio in polvere

2 tazze di mais

4 tazze di patate, tagliate a cubetti

3 carote grandi, tagliate a cubetti

3 gambi di sedano grandi, tagliati a dadini

2 cipolle medie, tagliate a dadini

- Aggiungi tutti gli ingredienti nella pentola a cottura lenta e mescola bene.
- Coprite e cuocete a fuoco basso per 8 ore.
- Scartare i grani di pepe e le foglie di alloro dalla zuppa e usando il frullatore frullare la zuppa fino a ottenere la consistenza desiderata.
- Servire caldo e gustare.

Calorie 288, Grassi 2,6 g, Carboidrati 49 g, Zucchero 6,7 g, Proteine 18,5 g, Colesterolo 0 mg

Calorie 288, Grassi 2,6 g, Carboidrati 49 g, Zucchero 6,7 g, Proteine 18,5 g, Colesterolo 0 mg

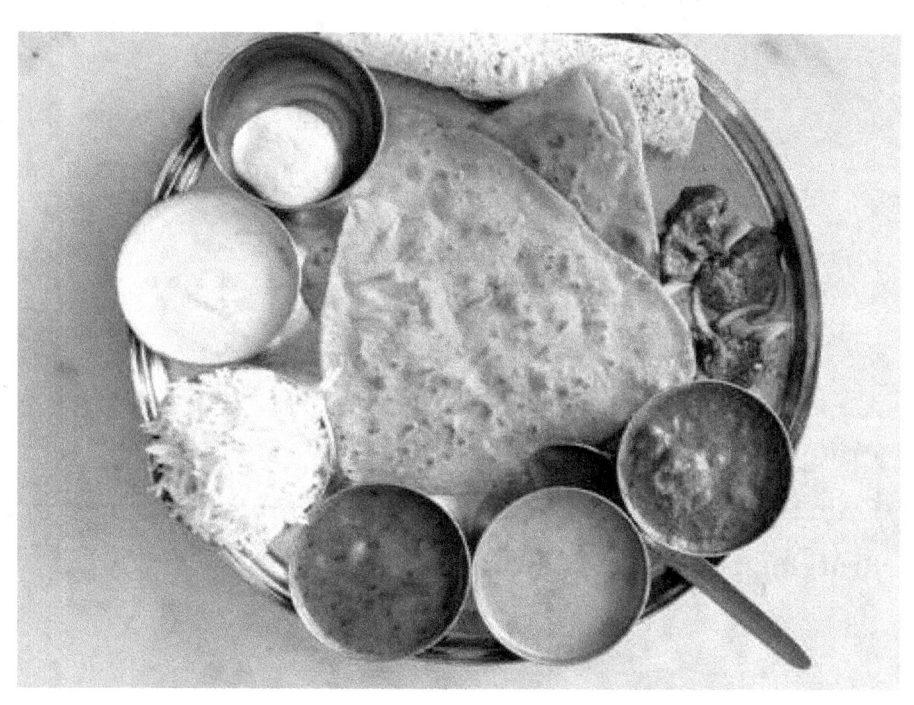

Deliziose Lenticchie Al Limone

Tempo totale: 2 ore e 45 minuti

Tempo totale: 2 ore e 45 minuti

Porzioni:

8

1 1/2 tazza di lenticchie rosa

1 cucchiaio di latte

2 cucchiai di succo di limone

2 peperoncini serrano, affettati

1 cucchiaio di zenzero fresco, tritato

4 spicchi d'aglio, affettati

1 cipolla piccola, tagliata a dadini

5 tazze d'acqua

1 1/2 cucchiaino di sale

- Aggiungi tutti gli ingredienti tranne il latte e il succo di limone nella pentola a cottura lenta. Mescolare bene.
- Coprite e cuocete a fuoco alto per 2 ore e mezza.
- Aggiungere il succo di limone e mescolare bene.
- Aggiungere il latte e mescolare bene e servire.

Calorie 135, Grassi 0,9 g, Carboidrati 23,4 g, Zucchero 0,6 g, Proteine 9,4 g, Colesterolo 0 mg

Calorie 135, Grassi 0,9 g, Carboidrati 23,4 g, Zucchero 0,6 g, Proteine 9,4 g, Colesterolo 0 mg

Gustosa Zuppa Di Lenticchie Di Carote

Tempo totale: 8 ore e 15 minuti
Tempo totale: 8 ore e 15 minuti
Porzioni:

8

1/2 tazza di lenticchie

2 libbre di carote, sbucciate e tagliate a pezzi da 1 pollice

1/2 cucchiaino di harissa

1/4 tazza di sciroppo d'acero

1 tazza di succo d'arancia

4 tazze di brodo vegetale

1 cucchiaino di zenzero fresco, grattugiato

1/2 cucchiaio di cumino macinato

1/2 cucchiaio di curry in polvere

1 cipolla media, sbucciata e tritata

Pepe

sale

- Aggiungere il succo d'arancia, il brodo, lo zenzero, il curry, la cipolla e le carote nella pentola a cottura lenta e mescolare bene.
- Coprite e cuocete a fuoco basso per 6 ore.
- Aggiungi le lenticchie, l'harissa e lo sciroppo d'acero. Mescolare bene e cuocere a fuoco alto per altre 2 ore.
- Condite con pepe e sale.
- Servite e gustate.

Calorie 158, Grassi 1,1 g, Carboidrati 30,6 g Zucchero 15,3 g Proteine 7 g, Colesterolo 0 mg

Calorie 158, Grassi 1,1 g, Carboidrati 30,6 g Zucchero 15,3 g Proteine 7 g, Colesterolo 0 mg

Stufato di fagioli di patate dolci di lenticchie

Tempo totale: 6 ore e 30 minuti
Tempo totale: 6 ore e 30 minuti
Porzioni:
6

3/4 tazza di lenticchie secche, sciacquate e scolate

3 tazze di patate dolci, tagliate a cubetti da 1 pollice

1 1/2 tazza di fagiolini, tagliati a pezzi

1 1/2 tazza di carote baby

1/2 tazza di yogurt bianco

1 3/4 tazza di brodo vegetale

2 spicchi d'aglio, tritati

1 cucchiaino di zenzero fresco, tritato

1 cucchiaino di cumino macinato

1 cucchiaio di curry in polvere

2 cucchiai di olio vegetale

1/4 tazza di cipolla, tritata

1/4 cucchiaino di pepe nero

1/2 cucchiaino di sale

- Aggiungi le lenticchie, le carote, la cipolla e le patate dolci nella pentola a cottura lenta.
- In una padella, scaldare l'olio a fuoco medio.
- Aggiungere l'aglio, lo zenzero, il pepe, il cumino, il curry in polvere e il sale e mescolare per 1 minuto. Mescola il brodo.
- Versare il composto nella pentola a cottura lenta e mescolare bene.
- Coprite e cuocete a fuoco basso per 6 ore.
- Abbassa la fiamma e aggiungi i fagiolini. Coprite e cuocete per altri 15 minuti.
- Completare con yogurt bianco e servire.

Calorie 269, Grassi 5,9 g, Carboidrati 43,5 g, Zucchero 4,8 g, Proteine 10,8 g, Colesterolo 1 mg

Calorie 269, Grassi 5,9 g, Carboidrati 43,5 g, Zucchero 4,8 g, Proteine 10,8 g, Colesterolo 1 mg

RICETTE DI FAGIOLI E PISELLI

Ceci e tofu sani

Tempo totale: 4 ore e 15 minuti
Tempo totale: 4 ore e 15 minuti
Porzioni:
6

---

12 once di tofu compatto

15 once possono ceci, sciacquati e scolati

1/8 di tazza di coriandolo, tritato

1/2 cucchiaino di zenzero macinato

2 cucchiaini di peperoncino in polvere

1 cucchiaio di curry in polvere

1 cucchiaio di garam masala

1 tazza di passata di pomodoro

14 once possono latte di cocco

4 spicchi d'aglio, tritati

1 cipolla media, tagliata a dadini

1 cucchiaino di olio vegetale

Pepe

sale

- Risciacquare bene il tofu e asciugarlo con carta assorbente. Spremi tutto il liquido dal tofu e taglia il tofu a pezzi.
- Scaldare l'olio nella casseruola a fuoco medio.
- Aggiungere la cipolla nella padella e rosolare per 5 minuti.
- Aggiungere l'aglio e cuocere per 1 minuto.
- Mescola il latte di cocco, lo zenzero, il peperoncino in polvere, il curry in polvere, il garam masala, la passata di pomodoro, il pepe e il sale. Cuocere per 5 minuti.
- Aggiungi i ceci e il tofu nella pentola a cottura lenta.
- Versare il composto nella padella nella pentola a cottura lenta.
- Coprite e cuocete a fuoco basso per 4 ore.
- Guarnire con il coriandolo e servire.

Calorie 294, Grassi 18,5 g, Carboidrati 26,2 g, Zucchero 3,3 g, Proteine 10,8 g, Colesterolo 0 mg

Calorie 294, Grassi 18,5 g, Carboidrati 26,2 g, Zucchero 3,3 g, Proteine 10,8 g, Colesterolo 0 mg

Curry di lenticchie e zucca di ceci

Tempo totale: 8 ore 40 minuti
Tempo totale: 8 ore 40 minuti
Porzioni:
6

---

15 once possono ceci, sciacquati e scolati

1 tazza di purea di zucca

1 tazza di lenticchie, sciacquate e scolate

15 once possono latte di cocco

1/4 cucchiaino di pepe di Caienna macinato

1 cucchiaio di curry in polvere

2 tazze di brodo vegetale

2 spicchi d'aglio, tritati

1 cipolla media, tagliata a dadini

1 cucchiaino di sale kosher

- Aggiungere tutti gli ingredienti tranne il latte di cocco nella pentola a cottura lenta e mescolare bene.
- Coprite e cuocete a fuoco basso per 8 ore.
- Aggiungere il latte di cocco e mescolare bene. Cuocere per altri 30 minuti.
- Servire con riso e gustare.

Calorie 376, Grassi 17 g, Carboidrati 43,5 g, Zucchero 3,1 g, Proteine 15,7 g, Colesterolo 0 mg

Calorie 376, Grassi 17 g, Carboidrati 43,5 g, Zucchero 3,1 g, Proteine 15,7 g, Colesterolo 0 mg

Fagioli rossi dell'India settentrionale

Tempo totale: 4 ore e 15 minuti
Tempo totale: 4 ore e 15 minuti
Porzioni:
4

---

2 tazze di fagioli rossi secchi, immergere per una notte

2 cucchiai di coriandolo tritato

1 tazza di salsa di pomodoro

1 stecca di cannella

1/4 cucchiaino di curcuma

1/4 cucchiaino di pepe di Caienna

1/4 cucchiaino di coriandolo macinato

1 cucchiaio di succo di limone

4 spicchi d'aglio, tritati

1 cucchiaino di zenzero, tritato

1 cipolla media, tritata

1 cucchiaino di semi di cumino

1 foglia di alloro

1 cucchiaio di olio vegetale

1 1/2 cucchiaino di sale

- Scaldare l'olio nella padella a fuoco medio.
- Aggiungere la cipolla, la foglia di alloro e i semi di cumino nella padella e cuocere per 5 minuti.
- Aggiungere le spezie secche e il succo di limone e mescolare per 2 minuti.
- Aggiungi i fagioli, la stecca di cannella, la salsa di pomodoro e il sale nella pentola a cottura lenta.
- Trasferire la miscela nella pentola a cottura lenta e mescolare bene.
- Coprite e cuocete a fuoco alto per 4 ore.
- Usando un cucchiaio schiacciare leggermente i fagioli rossi aiuta ad addensare il sugo.
- Guarnire con il coriandolo e servire.

Calorie 376, Grassi 4,8 g, Carboidrati 64,1 g, Zucchero 5,9 g, Proteine 22,2 g, Colesterolo 0 mg

Calorie 376, Grassi 4,8 g, Carboidrati 64,1 g, Zucchero 5,9 g, Proteine 22,2 g, Colesterolo 0 mg

Semplici Black Eyed Peas

Tempo totale: 6 ore e 15 minuti
Tempo totale: 6 ore e 15 minuti
Porzioni:
6

---

1 libbra di piselli secchi con l'occhio nero, immergere per una notte

1 cucchiaino di salvia macinata

1/8 cucchiaino di timo

1 foglia di alloro

1 spicchio d'aglio, tagliato a dadini

1 cipolla piccola, tagliata a dadini

2 tazze d'acqua

2 tazze di brodo vegetale

1/2 cucchiaino di pepe

1 cucchiaino di sale marino

- Aggiungi tutti gli ingredienti nella pentola a cottura lenta e mescola bene.
- Coprite e cuocete a fuoco basso per 6 ore.
- Servite e gustate.

Calorie 203, Grassi 0,5 g, Carboidrati 48,8 g, Zucchero 2,8 g, Proteine 20,2 g, Colesterolo 0 mg

Calorie 203, Grassi 0,5 g, Carboidrati 48,8 g, Zucchero 2,8 g, Proteine 20,2 g, Colesterolo 0 mg

Gustoso curry di piselli dagli occhi neri

Tempo totale: 4 ore e 15 minuti
Tempo totale: 4 ore e 15 minuti
Porzioni:
4

1 tazza di piselli secchi con gli occhi neri, messi a bagno per una notte
1 foglia di alloro
6 spicchi d'aglio, tritati
1/2 cucchiaino di pepe nero
1/4 cucchiaino di pepe di Caienna
2 pomodori, tritati
3 tazze d'acqua
1 cucchiaino di zenzero, tritato
1 cucchiaino di curcuma
1/2 cucchiaino di semi di cumino
1 cipolla grande, tagliata a dadini
1 cucchiaino di garam masala

1 cucchiaino di sale

- Aggiungere tutti gli ingredienti nella pentola a cottura lenta e mescolare bene.
- Coprite e cuocete a fuoco alto per 4 ore.
- Mescolate bene e servite.

Calorie 128, Grassi 0,4 g, Carboidrati 31,4 g, Zucchero 4,3 g, Proteine 10,4 g Colesterolo 0 mg

Calorie 128, Grassi 0,4 g, Carboidrati 31,4 g, Zucchero 4,3 g, Proteine 10,4 g Colesterolo 0 mg

Pisello verde sano e cavolfiore Korma

Tempo totale: 4 ore e 15 minuti
Tempo totale: 4 ore e 15 minuti
Porzioni:
4

---

10 once di piselli verdi

1 testa di cavolfiore, tagliata a cimette

1 tazza d'acqua

1 tazza e mezzo di latte di cocco

1/4 cucchiaino di pepe di Caienna

1 cucchiaino di curcuma

1/4 cucchiaino di cumino

2 cucchiaini di garam masala

1 cipolla media, tagliata a dadini

- Aggiungere tutti gli ingredienti nella pentola a cottura lenta e mescolare bene.
- Coprite e cuocete a fuoco basso per 4 ore.
- Mescolate bene e servite.

Calorie 295, Grassi 21,9 g, Carboidrati 21,8 g, Zucchero 9,8 g, Proteine 7,6 g, Colesterolo 0 mg

Calorie 295, Grassi 21,9 g, Carboidrati 21,8 g, Zucchero 9,8 g, Proteine 7,6 g, Colesterolo 0 mg

Ciotola di fagioli rossi

Tempo totale: 8 ore e 15 minuti
Tempo totale: 8 ore e 15 minuti
Porzioni:
4

---

14 once possono fagioli borlotti, scolati e sciacquati

1/2 cucchiaino di garam Masala

1/2 cucchiaino di curcuma in polvere

2 tazze di cipolla tritata

1 pomodoro, tritato

Bastoncino di cannella da 1/2 pollice

1 foglia di alloro

2 chiodi di garofano

1 cucchiaino di zenzero, tritato

5 spicchi d'aglio, tritati

1 peperoncino verde, tritato

1/2 cucchiaio di semi di cumino

1 cucchiaino di pepe di cayenna

1 cucchiaio di paprika

sale

- Aggiungere tutti gli ingredienti tranne lo yogurt nella pentola a cottura lenta e mescolare bene.
- Aggiungere 4 tazze di acqua e mescolare per amalgamare.
- Coprite e cuocete a fuoco alto per 8 ore.
- Usando il dorso del cucchiaio schiacciare alcuni fagioli.
- Mescolate bene e servite con il riso.

Calorie 399, Grassi 2,1 g, Carboidrati 72,2 g, Zucchero 7,4 g, Proteine 25,6 g, Colesterolo 2 mg

Calorie 399, Grassi 2,1 g, Carboidrati 72,2 g, Zucchero 7,4 g, Proteine 25,6 g, Colesterolo 2 mg

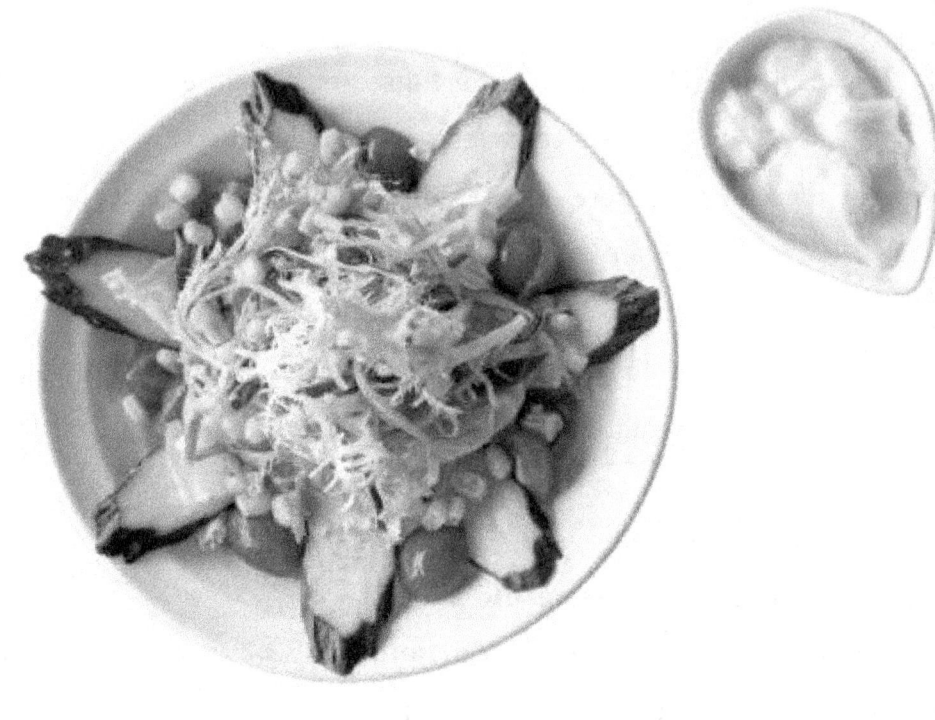

Chickpea Lentil Chili

Tempo totale: 8 ore e 15 minuti
Tempo totale: 8 ore e 15 minuti
Porzioni:
6

---

1 tazza di ceci secchi, messi a bagno per una notte

1/2 tazza di uvetta

2 1/2 tazze di brodo vegetale

1/2 tazza d'acqua

28 once possono pomodori interi, non scolati e schiacciati

2 tazze di patate dolci, tagliate a cubetti

1 tazza di lenticchie

1/2 cucchiaino di peperoncino in polvere

1/2 cucchiaino di cannella in polvere

1/4 cucchiaino di curcuma macinata

1 tazza di cipolla, tritata

5 spicchi d'aglio, tritati

1 1/2 cucchiaino di cumino macinato

1 cucchiaino di sale kosher

- Aggiungere tutti gli ingredienti nella pentola a cottura lenta e mescolare bene.
- Coprite e cuocete a fuoco basso per 8 ore.
- Mescolate bene e servite.

Calorie 388, Grassi 3,3 g, Carboidrati 73,3 g, Zucchero 17,3 g, Proteine 19,6 g, Colesterolo 0 mg

Calorie 388, Grassi 3,3 g, Carboidrati 73,3 g, Zucchero 17,3 g, Proteine 19,6 g, Colesterolo 0 mg

Fagioli Rossi e Lenticchie

Tempo totale: 4 ore e 15 minuti
Tempo totale: 4 ore e 15 minuti
Porzioni:
10

---

3 tazze di fagioli rossi, cotti

1 tazza di lenticchie nere, sciacquate e scolate

1/4 cucchiaino di senape macinata

1/4 cucchiaino di noce moscata macinata

1 cucchiaino di curcuma macinata

1 cucchiaino di cardamomo macinato

1 1/2 cucchiaino di peperoncino in polvere

3 cucchiaini di cumino macinato

2 cucchiai di zenzero grattugiato

6 spicchi d'aglio, tritati

5 tazze d'acqua

Per servire:

1 cucchiaino di garam masala

2 cucchiaini di zenzero grattugiato

2 cucchiaini di concentrato di pomodoro

1/2 tazza di crema di anacardi

sale

- Aggiungere tutti gli ingredienti tranne quelli di servizio nella pentola a cottura lenta e mescolare bene.
- Coprite e cuocete a fuoco alto per 4 ore.
- Aggiungere tutti gli ingredienti per servire e mescolare bene.
- Servire con riso e gustare.

Calorie 288, Grassi 2,8 g, Carboidrati 49,1 g, Zucchero 2 g, Proteine 18,4 g, Colesterolo 0 mg

Calorie 288, Grassi 2,8 g, Carboidrati 49,1 g, Zucchero 2 g, Proteine 18,4 g, Colesterolo 0 mg

Curry di ceci semplice

Tempo totale: 6 ore e 10 minuti
Tempo totale: 6 ore e 10 minuti
Porzioni:
6

---

15 once possono ceci

15 once possono latte di cocco

15 once di pomodori in scatola, a dadini

1/4 cucchiaio di coriandolo tritato

2 cucchiai di curry in polvere

1 cucchiaino di zenzero, tritato

4 spicchi d'aglio, tritati

2 cipolle, a dadini

sale

- Aggiungi tutti gli ingredienti tranne il coriandolo nella pentola a cottura lenta e mescola bene.
- Coprite e cuocete a fuoco basso per 6 ore.
- Guarnire con il coriandolo e servire.

Calorie 265, Grassi 16,3 g, Carboidrati 27,1 g, Zucchero 4,1 g, Proteine 6,4 g, Colesterolo 0 mg

Calorie 265, Grassi 16,3 g, Carboidrati 27,1 g, Zucchero 4,1 g, Proteine 6,4 g, Colesterolo 0 mg

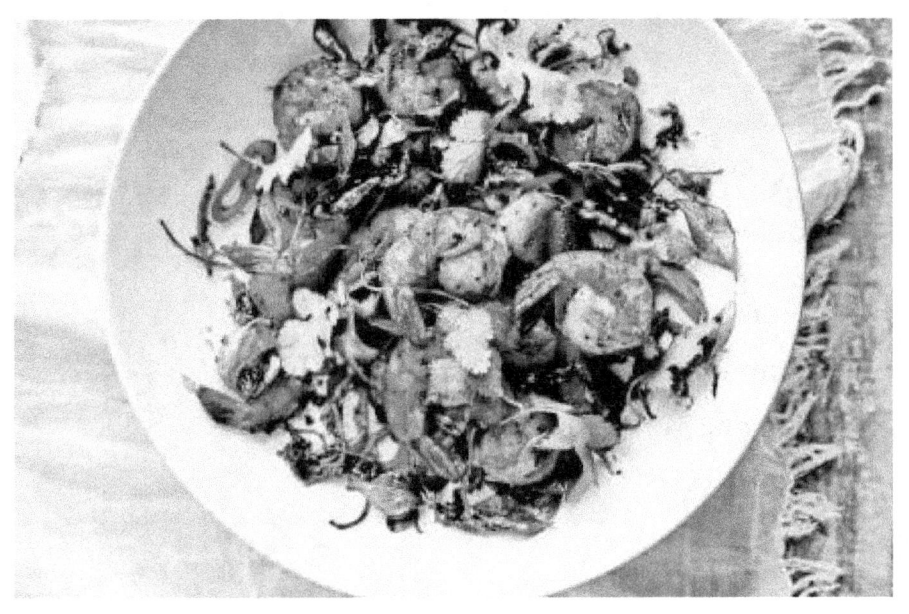

Curry Di Verdure Di Piselli E Ceci

Tempo totale: 2 ore e 15 minuti
Tempo totale: 2 ore e 15 minuti
Porzioni:
8

1 tazza di ceci, scolati

1 tazza di piselli

1 cucchiaino di fiocchi di peperone rosso

1 cucchiaino di coriandolo macinato

1 cucchiaino di zenzero in polvere

2 cucchiai di curry in polvere

15 once possono latte di cocco

2 tazze di brodo vegetale

1 cipolla media, tagliata a dadini

3/4 di tazza di carota, tagliata a dadini

1 1/2 tazza di patate, tritate

2 cucchiaini di sale marino

- Aggiungere tutti gli ingredienti nella pentola a cottura lenta e mescolare bene.
- Coprite e cuocete a fuoco alto per 2 ore.
- Mescolate bene e servite.

Calorie 201, Grassi 12,4 g, Carboidrati 19 g, Zucchero 2,7 g, Proteine 5,7 g, Colesterolo 0 mg

Calorie 201, Grassi 12,4 g, Carboidrati 19 g, Zucchero 2,7 g, Proteine 5,7 g, Colesterolo 0 mg

Fagioli Al Forno Al Curry Perfetti

Tempo totale: 8 ore e 10 minuti
Tempo totale: 8 ore e 10 minuti
Porzioni:
8

---

4 tazze di fagioli borlotti, cotti

1 cucchiaio di olio vegetale

1 cipolla media, tagliata a dadini

14 once possono latte di cocco

6 once può concentrato di pomodoro

2 cucchiai di zucchero di canna

1 spicchio d'aglio, tritato

1 cucchiaio di zenzero fresco, tritato

3 cucchiaini di curry in polvere

1/8 cucchiaino di fiocchi di peperone rosso

1/2 cucchiaino di cumino

1/2 cucchiaino di sale

- Aggiungi i fagioli cotti nella pentola a cottura lenta.
- Scaldare l'olio nella padella a fuoco medio.
- Aggiungere la cipolla e rosolare per 5 minuti.
- Aggiungere l'aglio e rosolare per un altro minuto.
- Mescolare i peperoni rossi tritati, il cumino, il curry in polvere, lo zenzero e il sale.
- Riduci la fiamma e aggiungi il latte di cocco, lo zucchero di canna e il concentrato di pomodoro.
- Versare il composto di padella sui fagioli e mescolare bene.
- Coprire la pentola a cottura lenta e cuocere a fuoco lento per 8 ore.
- Servite e gustate.

Calorie 485, Grassi 13 g, Carboidrati 70,4 g, Zucchero 7,4 g, Proteine 22,9 g, Colesterolo 0 mg

Calorie 485, Grassi 13 g, Carboidrati 70,4 g, Zucchero 7,4 g, Proteine 22,9 g, Colesterolo 0 mg

Fagioli Rossi con Peperone

Tempo totale: 5 ore e 10 minuti
Tempo totale: 5 ore e 10 minuti
Porzioni:

4

3/4 tazza di sedano, tritato

1 cucchiaino di timo essiccato

1 cucchiaino di paprika

3/4 cucchiaini di pepe rosso macinato

1/2 cucchiaino di pepe nero macinato

3 tazze d'acqua

1 tazza di fagioli rossi secchi

1 tazza di cipolla, tritata

1 tazza di peperone verde, tritato

400 g di salsiccia di tacchino, affettata

1 foglia di alloro

5 spicchi d'aglio, tritati

1/2 cucchiaino di sale

- Aggiungere tutti gli ingredienti nella pentola a cottura lenta e mescolare bene.
- Coprite e cuocete a fuoco alto per 5 ore.
- Mescolate bene e servite con il riso.

Calorie 525, Grassi 29 g, Carboidrati 35,8 g, Zucchero 4,1 g, Proteine 30,8 g, Colesterolo 83 mg

Calorie 525, Grassi 29 g, Carboidrati 35,8 g, Zucchero 4,1 g, Proteine 30,8 g, Colesterolo 83 mg

Piselli piccanti dagli occhi neri

Tempo totale: 6 ore e 30 minuti
Tempo totale: 6 ore e 30 minuti
Porzioni:
10

---

1 libbra di piselli secchi dall'occhio nero, sciacquati e scolati
1 cucchiaino di pepe nero macinato
1 1/2 cucchiaino di cumino
1/2 cucchiaino di pepe di Cayenna
1 peperone jalapeño, privato dei semi e tritato
1 peperone rosso, privato dei semi e tagliato a dadini
2 spicchi d'aglio, tagliati a dadini
1 cipolla, a dadini
6 tazze d'acqua
sale

- Aggiungere tutti gli ingredienti nella pentola a cottura lenta e mescolare bene.
- Coprite e cuocete a fuoco basso per 6 ore.
- Servite e gustate.

Calorie 122, Grassi 0,2 g, Carboidrati 30,7 g, Zucchero 2,4 g, Proteine 11,4 g, Colesterolo 0 mg

Calorie 122, Grassi 0,2 g, Carboidrati 30,7 g, Zucchero 2,4 g, Proteine 11,4 g, Colesterolo 0 mg

Curry di ceci e cocco con quinoa

Tempo totale: 4 ore e 20 minuti
Tempo totale: 4 ore e 20 minuti
Porzioni:
8

---

3 tazze di patate dolci, sbucciate e tagliate a cubetti

2 tazze di fiori di broccoli

400 ml di latte di cocco

1/4 tazza di quinoa

2 spicchi d'aglio, tritati

1 cucchiaio di zenzero, grattugiato

1 tazza di cipolla, tagliata a dadini

15 once possono ceci, scolati e sciacquati

28 once lattina di pomodori, tagliati a dadini

1 cucchiaino di curcuma macinata

2 cucchiaini di tamari

1 cucchiaino di peperoncino in scaglie

- Aggiungere tutti gli ingredienti nella pentola a cottura lenta e mescolare bene.
- Coprite e cuocete a fuoco alto per 4 ore.
- Servite e gustate.

Calorie 291, Grassi 12,2 g, Carboidrati 41,3 g, Zucchero 9,3 g, Proteine 7,9 g, Colesterolo 0 mg

Calorie 291, Grassi 12,2 g, Carboidrati 41,3 g, Zucchero 9,3 g, Proteine 7,9 g, Colesterolo 0 mg

Zuppa Di Cavolo Con Fagioli Rossi

Tempo totale: 8 ore e 10 minuti
Tempo totale: 8 ore e 10 minuti
Porzioni:
6

---

15 once possono fagioli rossi, scolati e sciacquati

4 tazze d'acqua

4 spicchi d'aglio, tritati

1 foglia di alloro

1 cucchiaino di timo essiccato

5 once di concentrato di pomodoro

1/2 testa di cavolo cappuccio verde, tritato

1 peperone verde, privato dei semi e tagliato a dadini

1 cipolla media, tagliata a dadini

1 carota media, sbucciata e tagliata a cubetti

1/4 cucchiaino di pepe nero

sale

- Aggiungere tutti gli ingredienti nella pentola a cottura lenta e mescolare bene.
- Coprite e cuocete a fuoco alto per 8 ore.
- Mescolate bene e servite.

Calorie 275, Grassi 0,9 g, Carboidrati 51,9 g, Zucchero 8,6 g, Proteine 18,4 g, Colesterolo 0 mg

Calorie 275, Grassi 0,9 g, Carboidrati 51,9 g, Zucchero 8,6 g, Proteine 18,4 g, Colesterolo 0 mg

Curry di ceci senza glutine

Tempo totale: 4 ore e 10 minuti
Tempo totale: 4 ore e 10 minuti
Porzioni:
4

---

14 once possono ceci, scolati

3 tazze di patate dolci, sbucciate e tritate

1/2 cucchiaino di peperoncino in scaglie

1 cucchiaio di miele

1 cucchiaino di cumino macinato

2 cucchiaini di curcuma macinata

2 cucchiaini di garam masala

13 once lattina di panna

1 cucchiaino di olio vegetale

1 cucchiaio di zenzero fresco, grattugiato

4 spicchi d'aglio, tritati

1 cipolla grande, tritata

- Scaldare l'olio nella padella a fuoco medio.
- Aggiungere la cipolla, l'aglio e lo zenzero nella padella e rosolare per 5 minuti.
- Aggiungere la miscela di cipolle nel frullatore insieme a miele, spezie, panna e sale e frullare fino a che liscio.
- Aggiungere gli ingredienti rimanenti e la miscela di curry nella pentola a cottura lenta e mescolare bene.
- Coprite e cuocete a fuoco alto per 4 ore.
- Servite e gustate.

Calorie 636, Grassi 17,9 g, Carboidrati 113,6 g, Zucchero 54,1 g, Proteine 8,7 g, Colesterolo 0 mg

Calorie 636, Grassi 17,9 g, Carboidrati 113,6 g, Zucchero 54,1 g, Proteine 8,7 g, Colesterolo 0 mg

Ciotola Vegetariana Di Peperoncino

Tempo totale: 4 ore e 20 minuti
Tempo totale: 4 ore e 20 minuti
Porzioni:
8

1 cucchiaino di garam masala
4 pomodori grandi, pelati, privati dei semi e tritati
1/3 di tazza di fagioli neri, scolati e sciacquati
1/3 di tazza di ceci, sciacquati e scolati
1 1/2 tazza di cipolle, tritate
1 tazza di peperoni verdi, tritati
3 spicchi d'aglio, tritati
1/3 di tazza di fagioli rossi, sciacquati e scolati
1 1/2 tazza di brodo vegetale
2 cucchiai di coriandolo fresco, tritato
2 cucchiai di olio vegetale
2 peperoncini verdi, tritati
1/2 zucchine medie, tagliate a pezzi
1 tazza di sedano, tritato

1/2 cucchiaio di peperoncino in polvere

1/2 cucchiaio di coriandolo macinato

1/2 cucchiaino di cumino in polvere

1 cucchiaino di origano essiccato

1 cucchiaino di timo essiccato

1 cucchiaino di zenzero fresco

1/4 cucchiaino di curcuma

1 1/4 cucchiaino di sale

- Scaldare l'olio nella padella a fuoco medio.
- Aggiungere la cipolla, il sedano, i peperoncini verdi e lo zenzero nella padella e rosolare per 5 minuti.
- Aggiungere le spezie e mescolare per altri 2 minuti.
- Aggiungere tutti gli ingredienti rimanenti nella pentola a cottura lenta insieme alla miscela della padella. mescolare bene.
- Coprite e cuocete a fuoco basso per 8 ore.
- Servite e gustate.

Calorie 135, Grassi 5,7 g, Carboidrati 19,5 g, Zucchero 6,7 g, Proteine 4,4 g, Colesterolo 0 mg
Calorie 135, Grassi 5,7 g, Carboidrati 19,5 g, Zucchero 6,7 g, Proteine 4,4 g, Colesterolo 0 mg

Peperoncino rosso sano del fagiolo di lenticchia della curcuma

Tempo totale: 4 ore e 15 minuti
Tempo totale: 4 ore e 15 minuti
Porzioni:
6

---

15 once possono fagioli rossi, sciacquati e scolati

1 tazza di latte di cocco

1 cucchiaino di curcuma

1 cucchiaino di peperoncino in polvere

1 cucchiaino di cumino macinato

6 once può concentrato di pomodoro

2 tazze d'acqua

32 once di brodo vegetale

1 cipolla piccola, tritata

2 tazze di lenticchie verdi, sciacquate e scolate

- Aggiungere tutti gli ingredienti tranne il latte di cocco nella pentola a cottura lenta e mescolare bene.
- Coprite e cuocete a fuoco alto per 4 ore.
- Aggiungere il latte di cocco e mescolare bene.
- Mescolate bene e servite.

Calorie 598, Grassi 11,5 g, Carboidrati 92,6 g, Zucchero 9,2 g, Proteine 35,5 g, Colesterolo 0 mg

Calorie 598, Grassi 11,5 g, Carboidrati 92,6 g, Zucchero 9,2 g, Proteine 35,5 g, Colesterolo 0 mg

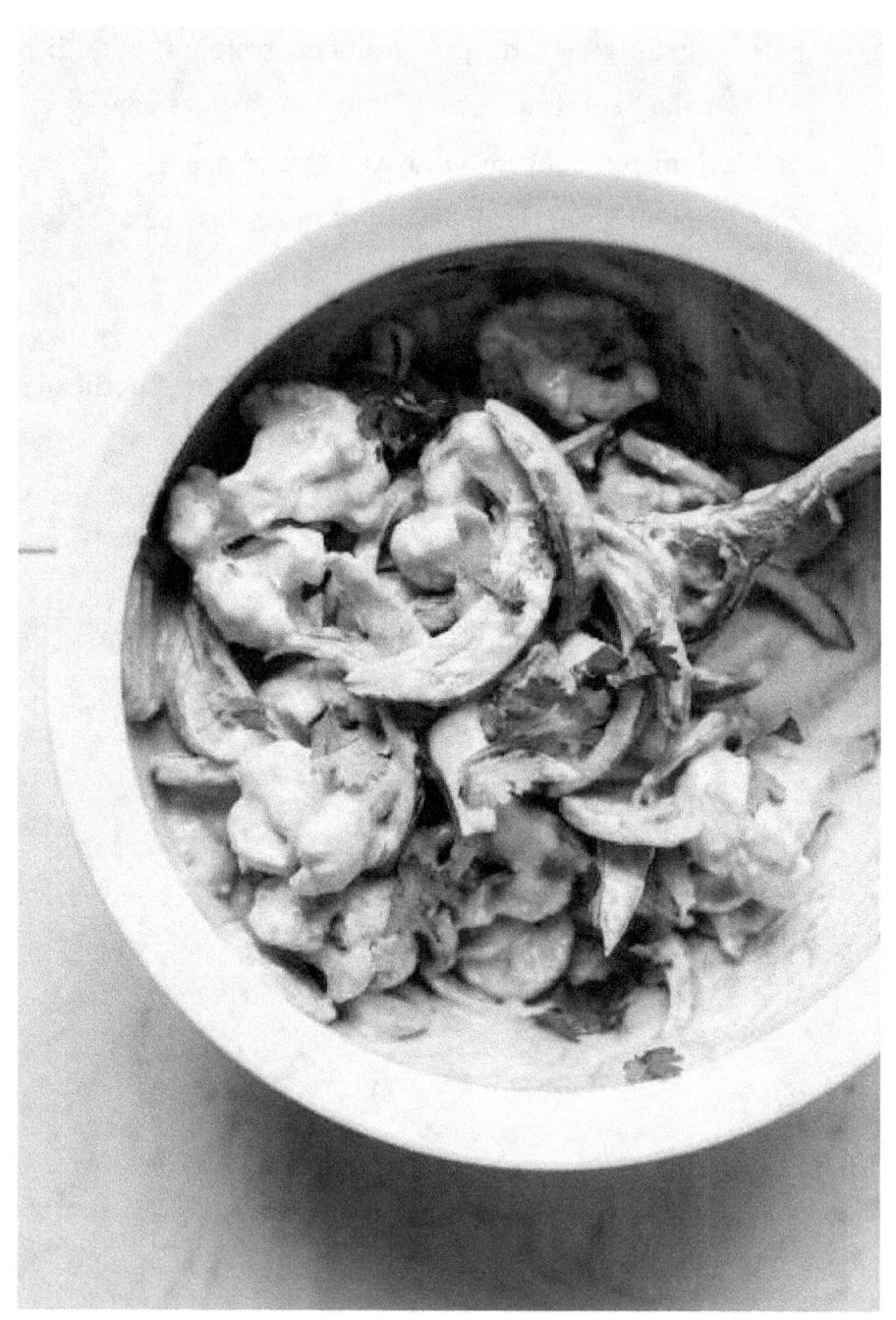

Spezzatino di patate dolci di ceci e cavoli

Tempo totale: 4 ore e 20 minuti
Tempo totale: 4 ore e 20 minuti
Porzioni:
8

15.5 oz barattolo di ceci, scolati e sciacquati
150 g di cavolo nero, tritato
2 peperoni rossi, tagliati a dadini
1 1/2 libbra di patate dolci, sbucciate e tagliate a pezzi
2 cucchiai di curry in polvere
1 cucchiaino di zenzero fresco, sbucciato e tritato
3 spicchi d'aglio, tritati
2 tazze di brodo vegetale
400 g di pomodori in scatola, scolati e tagliati a cubetti
1/4 cucchiaino di pepe nero
14 once possono latte di cocco
1 cucchiaino di olio vegetale
1 cipolla grande, tagliata a dadini
1 cucchiaio di sale kosher

- Scaldare l'olio nella padella a fuoco medio.
- Aggiungere la cipolla e 1 cucchiaino di sale e rosolare per 5 minuti.
- Aggiungere le patate e 1 cucchiaino di sale e rosolare per altri 5 minuti.
- Aggiungere il curry in polvere, l'aglio e lo zenzero e mescolare per 2 minuti.
- Aggiungi la miscela per la padella nella pentola a cottura lenta insieme agli altri ingredienti ad eccezione del cavolo e del latte di cocco.
- Coprite e cuocete a fuoco alto per 4 ore.
- Aggiungere il latte di cocco e il cavolo riccio e mescolare bene. Cuocere per altri 10 minuti.
- Servite e gustate.

Calorie 323, Grassi 12,6 g, Carboidrati 47,7 g, Zucchero 4,7 g, Proteine 8 g, Colesterolo 0 mg

Calorie 323, Grassi 12,6 g, Carboidrati 47,7 g, Zucchero 4,7 g, Proteine 8 g, Colesterolo 0 mg

Curry di cavolfiore e spinaci di ceci

Tempo totale: 6 ore e 15 minuti
Tempo totale: 6 ore e 15 minuti
Porzioni:
6

---

2 tazze di spinaci baby, tritati

15 once possono ceci

1/2 cucchiaio di curry in polvere

1 cucchiaio di garam masala

1 tazza di brodo vegetale

14 once possono latte di cocco

1 patata dolce, sbucciata e tagliata a cubetti

2 tazze di cimette di cavolfiore

2 tazze possono pomodori, tritati

1 cucchiaio di zenzero tritato

1 spicchio d'aglio, tritato

1/2 cipolla, tritata

1 cucchiaino di olio vegetale

1 cucchiaino di sale

- Scaldare l'olio nella padella a fuoco medio.
- Aggiungere lo zenzero, l'aglio e la cipolla nella padella e rosolare per 5 minuti.
- Aggiungere la miscela di padella nella pentola a cottura lenta con gli ingredienti rimanenti tranne gli spinaci.
- Coprite e cuocete a fuoco basso per 6 ore.
- Aggiungere gli spinaci e mescolare bene.
- Servire con riso e gustare.

Calorie 282, Grassi 16,1 g, Carboidrati 30,1 g, Zucchero 5,3 g, Proteine 8 g, Colesterolo 0 mg

Calorie 282, Grassi 16,1 g, Carboidrati 30,1 g, Zucchero 5,3 g, Proteine 8 g, Colesterolo 0 mg

Ceci Piccanti Invernali

Tempo totale: 6 ore e 15 minuti

Tempo totale: 6 ore e 15 minuti

Porzioni:

4

---

1 1/2 tazza di ceci secchi, sciacquati e scolati

2 cucchiai di prezzemolo tritato

1 cucchiaio di succo di limone

1 foglia di alloro

1/2 zucca butternut, tagliata a cubetti da 1 pollice

10 olive verdi, snocciolate

1 cucchiaino di pasta di tamarindo

2 spicchi d'aglio, tritati

2 pomodori, tagliati a dadini

1 cipolla grande, tritata

2 cucchiai di olio vegetale

1/2 cucchiaino di pepe nero macinato

1 cucchiaino di curry in polvere

1 cucchiaino di zenzero macinato

1 cucchiaino di garam masala

1 cucchiaino di paprika affumicata

1 cucchiaino di curcuma

1/2 cucchiaino di sale

- Scaldare l'olio nella padella a fuoco medio.
- Aggiungere l'aglio, lo zenzero e la cipolla nella padella e rosolare per 5 minuti.
- Aggiungere le spezie e far rosolare per 1 minuto. Trasferisci il composto nella pentola a cottura lenta.
- Aggiungere gli ingredienti rimanenti nella pentola a cottura lenta e mescolare bene.
- Coprite e cuocete a fuoco basso per 6 ore.
- Servite e gustate.

Calorie 425, Grassi 14,3 g, Carboidrati 60,5 g, Zucchero 12,6 g, Proteine 16,3 g, Colesterolo 0 mg

Calorie 425, Grassi 14,3 g, Carboidrati 60,5 g, Zucchero 12,6 g, Proteine 16,3 g, Colesterolo 0 mg

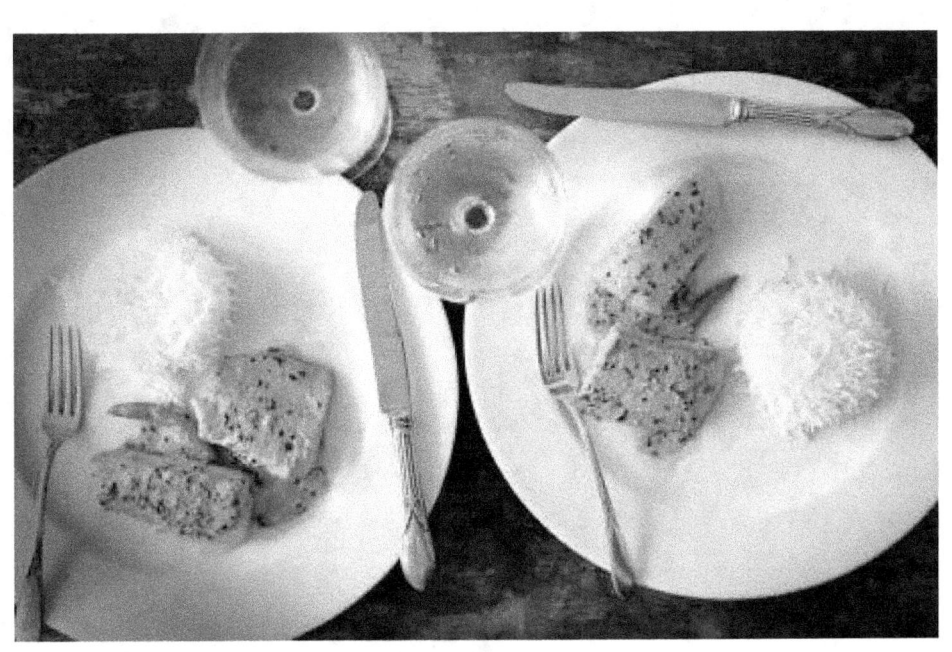

Ceci Al Curry Piccanti

Tempo totale: 6 ore e 20 minuti
Tempo totale: 6 ore e 20 minuti
Porzioni:
4

1,1 libbre di ceci, sciacquati e scolati

1/2 cucchiaino di erbe aromatiche essiccate

1/2 cucchiaino di noce moscata

1/2 cucchiaino di garam masala

1/2 cucchiaino di coriandolo in polvere

1 cucchiaino di passata di pomodoro

400 g di pomodori, tritati

2 spicchi d'aglio, tritati

2 cipolle, tritate

1 cucchiaino di semi di cumino

4 cucchiaini di olio vegetale

2 foglie di alloro

sale

- Ceci ammollati in acqua per la notte.
- Scaldare l'olio nella padella a fuoco medio.
- Aggiungere i semi di cumino, l'aglio e la cipolla nella padella e rosolare per 5 minuti.
- Aggiungere il concentrato di pomodoro, i pomodori e le spezie e rosolare per 2 minuti. Trasferire la miscela per la padella nel frullatore e frullare fino a che liscio.
- Aggiungere i ceci, le foglie di alloro e la purea frullata nella pentola a cottura lenta e mescolare bene.
- Coprite e cuocete a fuoco basso per 6 ore.
- Servire con riso e gustare.

Calorie 540, Grassi 12,6 g, Carboidrati 85,7 g, Zucchero 18,5 g, Proteine 25,8 g, Colesterolo 0 mg
Calorie 540, Grassi 12,6 g, Carboidrati 85,7 g, Zucchero 18,5 g, Proteine 25,8 g, Colesterolo 0 mg

Riso ai Piselli Speziato

Tempo totale: 2 ore e 20 minuti
Tempo totale: 2 ore e 20 minuti
Porzioni:
6

---

1 tazza di piselli

2 cucchiaini di peperoncino in polvere

2 pomodori, frullati

1 cucchiaino di curcuma in polvere

2 peperoncini verdi, tritati

1 cucchiaino di semi di cumino

1 cucchiaio di olio vegetale

2 patate, sbucciate e tritate

1 tazza di riso basmati, sciacquato e scolato

2 tazze d'acqua

- Aggiungi acqua, riso e patate nella pentola a cottura lenta.
- Scaldare l'olio nella padella a fuoco medio.
- Aggiungere i semi di cumino, la curcuma, il peperoncino in polvere, la passata di pomodoro, i peperoncini verdi e il sale nella padella e rosolare per 2 minuti.
- Trasferire la miscela nella pentola a cottura lenta e mescolare bene.
- Coprite e cuocete a fuoco alto per 1 ora e mezza.
- Aggiungere i piselli e cuocere per altri 30 minuti.
- Servite e gustate.

Calorie 214, Grassi 3 g, Carboidrati 41,8 g, Zucchero 3,4 g, Proteine 5,3 g, Colesterolo 0 mg

Calorie 214, Grassi 3 g, Carboidrati 41,8 g, Zucchero 3,4 g, Proteine 5,3 g, Colesterolo 0 mg

Riso Di Piselli Al Burro

Tempo totale: 2 ore e 15 minuti
Tempo totale: 2 ore e 15 minuti
Porzioni:
4

1 tazza di riso integrale, crudo

2 cucchiai di cipolla verde, affettata

1 tazza di piselli surgelati

1 peperone, tritato

2 cucchiai di burro

1 tazza e 1/4 di acqua

Pepe

sale

- Aggiungi tutti gli ingredienti nella pentola a cottura lenta e mescola bene.
- Coprite e cuocete a fuoco alto per 2 ore.

- Servite e gustate.

Calorie 265, Grassi 7,2 g, Carboidrati 44,4 g, Zucchero 3,4 g, Proteine 6 g, Colesterolo 15 mg

Calorie 265, Grassi 7,2 g, Carboidrati 44,4 g, Zucchero 3,4 g, Proteine 6 g, Colesterolo 15 mg

RICETTE VEGETALI

Deliziose patate speziate e cavolfiore

Tempo totale: 4 ore e 15 minuti
Tempo totale: 4 ore e 15 minuti
Porzioni:
8

1 testa di cavolfiore grande, tagliata a cimette
1 patata grande, sbucciata e tagliata a cubetti
1 cucchiaino di zenzero fresco, grattugiato
2 spicchi d'aglio, tritati
2 peperoni jalapeno, affettati
1 cipolla media, sbucciata e tagliata a dadini
1 pomodoro medio, tagliato a dadini
1 cucchiaio di semi di cumino
1 cucchiaino di curcuma
3 cucchiai di olio vegetale
1 cucchiaio di coriandolo fresco tritato
1/4 cucchiaino di pepe di Caienna
1 cucchiaio di garam masala
1 cucchiaio di sale kosher

- Aggiungi tutti gli ingredienti tranne il coriandolo nella pentola a cottura lenta e mescola bene.
- Coprite e cuocete a fuoco basso per 4 ore.
- Guarnire con il coriandolo e servire.

Calorie 123, Grassi 5,6 g, Carboidrati 16,7 g, Zucchero 4 g, Proteine 3,6 g, Colesterolo 0 mg

Calorie 123, Grassi 5,6 g, Carboidrati 16,7 g, Zucchero 4 g, Proteine 3,6 g, Colesterolo 0 mg

Delizioso Paneer agli spinaci

Tempo totale: 5 ore e 15 minuti
Tempo totale: 5 ore e 15 minuti
Porzioni:
6

---

12 once di formaggio paneer

250 g di spinaci freschi, tritati

30 once di spinaci surgelati, scongelati

14 once possono latte di cocco

1/8 cucchiaino di pepe di cayenna

1 cucchiaio di cumino macinato

1 cucchiaio di coriandolo macinato

1 cucchiaio di garam masala

1 tazza e mezzo di salsa di pomodoro

3 cucchiai di zenzero fresco, tritato

4 spicchi d'aglio, tritati

1 cucchiaino di sale

- Aggiungi tutti gli ingredienti tranne gli spinaci freschi e il paneer nella pentola a cottura lenta.
- Coprite e cuocete a fuoco basso per 3 ore.
- Aggiungere gli spinaci freschi e cuocere per 1 ora.
- Usando il frullatore ad immersione mescolare la miscela fino a che liscio.
- Aggiungere il formaggio paneer e cuocere per 1 ora.
- Servite e gustate.

Calorie 220, Grassi 10 g, Carboidrati 16 g, Zucchero 6 g, Proteine 20 g, Colesterolo 0 mg

Calorie 220, Grassi 10 g, Carboidrati 16 g, Zucchero 6 g, Proteine 20 g, Colesterolo 0 mg

Gustosa Patata Spinaci

Tempo totale: 3 ore e 15 minuti
Tempo totale: 3 ore e 15 minuti
Porzioni:
4

1 1/2 libbra di patate, sbucciarle e tagliarle a pezzi

1/2 libbra di spinaci freschi, tritati

1/2 cucchiaino di peperoncino in polvere

1/2 cucchiaino di garam masala

1/2 cucchiaino di coriandolo macinato

1/2 cucchiaino di cumino

1 cucchiaio di olio vegetale

1/4 di tazza d'acqua

1/2 cipolla, affettata

Pepe

sale

- Aggiungere tutti gli ingredienti nella pentola a cottura lenta e mescolare bene.
- Coprite e cuocete a fuoco basso per 3 ore.
- Servite e gustate.

Calorie 168, Grassi 3,9 g, Carboidrati 30,4 g, Zucchero 2,8 g, Proteine 4,7 g, Colesterolo 0 mg

Calorie 168, Grassi 3,9 g, Carboidrati 30,4 g, Zucchero 2,8 g, Proteine 4,7 g, Colesterolo 0 mg

Patate Melanzane Piccanti

Tempo totale: 2 ore e 40 minuti
Tempo totale: 2 ore e 40 minuti
Porzioni:
8

---

2 melanzane medie, tagliate a cubetti da 1 pollice

1 patata grande, sbucciata e tagliata a cubetti da 1/2 pollice

2 peperoncini jalapeño, privati dei semi e tritati

1 cucchiaio di cumino macinato

1 cucchiaio di peperoncino in polvere

1 cipolla media, tritata

1 cucchiaino di zenzero, grattugiato

6 spicchi d'aglio, tritati

1 cucchiaio di garam masala

1 cucchiaino di curcuma

2 cucchiai di coriandolo fresco, tritato

1/4 tazza di olio vegetale

1 cucchiaio di sale kosher

- Aggiungere tutti gli ingredienti nella pentola a cottura lenta e mescolare bene.
- Coprite e cuocete a fuoco alto per 2 ore.
- Togliere il coperchio e cuocere a fuoco lento per altri 30 minuti.
- Servite e gustate.

Calorie 147, Grassi 7,5 g, Carboidrati 19,4 g, Zucchero 5,2 g, Proteine 2,9 g, Colesterolo 0 mg

Calorie 147, Grassi 7,5 g, Carboidrati 19,4 g, Zucchero 5,2 g, Proteine 2,9 g, Colesterolo 0 mg

Curry Di Cocco Vegetale Sano

Tempo totale: 4 ore e 20 minuti

Tempo totale: 4 ore e 20 minuti

Porzioni:

8

1/4 di tazza di coriandolo, tritato

1 tazza di piselli

1 1/2 tazze di carote, sbucciate e tagliate a listarelle

14 once possono latte di cocco

1 oz di zuppa di cipolle secche

2 peperoni, tagliati a listarelle

1/2 cucchiaino di pepe di Cayenna

1/2 cucchiaino di fiocchi di peperone rosso

1 cucchiaio di peperoncino in polvere

2 cucchiai di farina

1/4 tazza di curry in polvere

5 patate, sbucciate e tagliate a cubetti

Acqua se necessario

- Aggiungi tutti gli ingredienti nella pentola a cottura lenta e mescola bene.
- Coprite e cuocete a fuoco basso per 4 ore.
- Mescolate bene e servite.

Calorie 370, Grassi 18,3 g, Carboidrati 48,8 g, Zucchero 5,4 g, Proteine 8,2 g, Colesterolo 0 mg

Calorie 370, Grassi 18,3 g, Carboidrati 48,8 g, Zucchero 5,4 g, Proteine 8,2 g, Colesterolo 0 mg

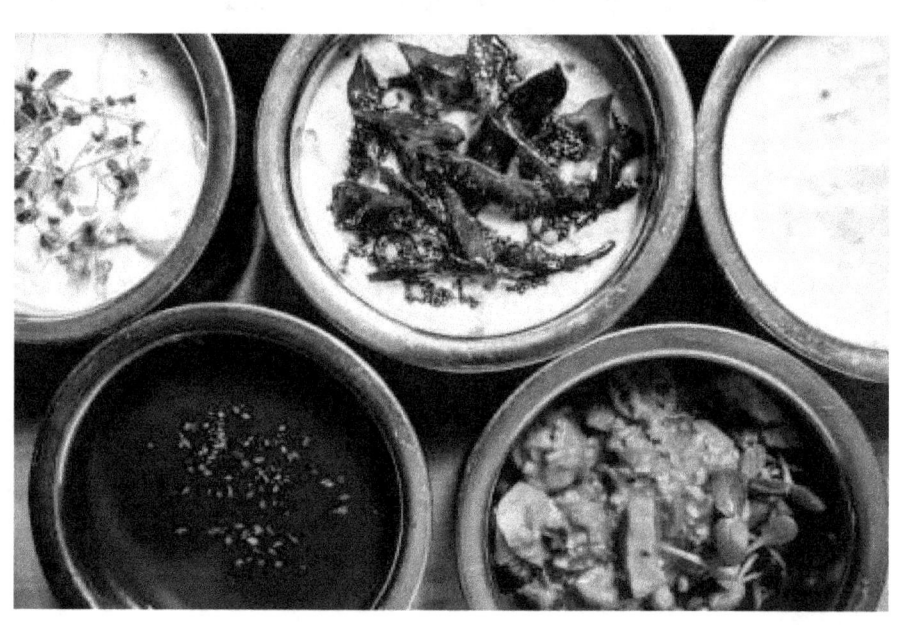

Curry di cavolfiore intero facile

Tempo totale: 4 ore e 15 minuti
Tempo totale: 4 ore e 15 minuti
Porzioni:
4

---

1 testa di cavolfiore grande, tagliata

2 spicchi d'aglio, affettati

1/2 cipolla, tritata

2 patate piccole, tagliate in quarti

1 peperone rosso, a fette

Per la salsa:

1/2 cucchiaino di pepe di Cayenna

1 cucchiaino di cumino

2 cucchiai di curry in polvere

2 tazze possono latte di cocco

2 tazze di brodo vegetale

- Aggiungi peperoncino, patate, cipolla, aglio e cavolfiore nella pentola a cottura lenta.
- In una ciotola, sbatti insieme tutti gli ingredienti della salsa e versa sopra il cavolfiore.
- Coprite e cuocete a fuoco basso per 4 ore.
- Circa 15 minuti prima di servire aggiungere il latte di cocco e mescolare bene.
- Servite e gustate.

Calorie 383, Grassi 25,8 g, Carboidrati 34,3 g, Zucchero 8,6 g, Proteine 11,4 g, Colesterolo 0 mg
Calorie 383, Grassi 25,8 g, Carboidrati 34,3 g, Zucchero 8,6 g, Proteine 11,4 g, Colesterolo 0 mg

Riso Al Curry Di Verdure

Tempo totale: 4 ore e 10 minuti
Tempo totale: 4 ore e 10 minuti
Porzioni:
4

1 1/2 tazza di cavolo verde, tritato

2 tazze di funghi, tritati

1 tazza di broccoli, tritati

1 tazza di riso integrale

1 cucchiaino di curry in polvere

2 cucchiai di aceto di mele

1/4 cucchiaino di timo essiccato

1/2 cucchiaino di aglio in polvere

1/2 cucchiaino di pepe nero

4 tazze di brodo vegetale

1 cucchiaino di sale

- Aggiungi tutti gli ingredienti nella pentola a cottura lenta e mescola bene.
- Coprite e cuocete a fuoco basso per 4 ore.
- Usando la forchetta sbuffa il riso.
- Servite e gustate.

Calorie 237, Grassi 2,9 g, Carboidrati 42,1 g, Zucchero 2,7 g, Proteine 10,7 g, Colesterolo 0 mg

Calorie 237, Grassi 2,9 g, Carboidrati 42,1 g, Zucchero 2,7 g, Proteine 10,7 g, Colesterolo 0 mg

Melanzane Zucchine Al Curry

Tempo totale: 4 ore e 15 minuti
Tempo totale: 4 ore e 15 minuti
Porzioni:
4

---

4 tazze di zucchine, tritate

4 tazze di melanzane, sbucciate e tritate

1/4 tazza di brodo vegetale

15 once possono latte di cocco

6 once può concentrato di pomodoro

1/4 cucchiaino di cumino

1/4 cucchiaino di pepe di Caienna

1 cucchiaio di garam masala

1 cucchiaio di curry in polvere

4 spicchi d'aglio, tritati

1 cipolla, tritata

1 cucchiaino di sale

- Aggiungi tutti gli ingredienti nella pentola a cottura lenta e mescola bene.
- Coprite e cuocete a fuoco basso per 4 ore.
- Mescolate bene e servite con il riso.

Calorie 307, Grassi 23,6 g, Carboidrati 24,3 g, Zucchero 10,9 g, Proteine 7,2 g, Colesterolo 0 mg

Calorie 307, Grassi 23,6 g, Carboidrati 24,3 g, Zucchero 10,9 g, Proteine 7,2 g, Colesterolo 0 mg

Korma di verdure saporite

Tempo totale: 5 ore e 15 minuti
Tempo totale: 5 ore e 15 minuti
Porzioni:

4

---

2 cucchiai di farina di mandorle

1 cucchiaio di fiocchi di peperone rosso

1 cucchiaino di garam masala

2 cucchiai di curry in polvere

300 ml di latte di cocco

2 spicchi d'aglio, tritati

1/2 cipolla grande, tritata

1 tazza di fagiolini tritati

1/2 tazza di piselli verdi congelati

2 carote grandi, tritate

1 testa di cavolfiore grande, tagliata a cimette

1 cucchiaino di sale marino

- Aggiungere tutti gli ingredienti nella pentola a cottura lenta e mescolare bene.
- Coprite e cuocete a fuoco alto per 5 ore.
- Servite e gustate.

Calorie 295, Grassi 19,4 g, Carboidrati 28,7 g, Zucchero 11,8 g, Proteine 9,1 g, Colesterolo 0 mg

Calorie 295, Grassi 19,4 g, Carboidrati 28,7 g, Zucchero 11,8 g, Proteine 9,1 g, Colesterolo 0 mg

Curry di patate e gombo

Tempo totale: 3 ore e 15 minuti
Tempo totale: 3 ore e 15 minuti
Porzioni:
6

---

1 1/2 libbra di patate, sbucciate e tagliate a pezzi

1 libbra di gombo, tagliate le estremità e affettate

2 tazze di brodo vegetale

300 ml di latte di cocco

1 cucchiaio e mezzo di curry in polvere

3/4 cucchiaini di fiocchi di peperone rosso

2 cucchiaini di zenzero fresco, grattugiato

4 spicchi d'aglio, tritati

1 cipolla grande, tritata

1 1/2 cucchiaio di olio vegetale

1 peperone, privato dei semi e tritato

1 1/2 cucchiaino di sale

- Aggiungi le patate, il peperone e il gombo nella pentola a cottura lenta.
- Scaldare l'olio in una padella a fuoco medio.
- Aggiungere l'aglio, la cipolla e lo zenzero nella padella e rosolare per 5 minuti.
- Togli la padella dal fuoco e aggiungi le spezie.
- Trasferire la miscela nella pentola a cottura lenta e mescolare bene.
- Coprite e cuocete a fuoco basso per 3 ore.
- Mescolate bene e servite con il riso.

Calorie 290, Grassi 17,8 g, Carboidrati 31,8 g, Zucchero 5,3 g, Proteine 5,5 g, Colesterolo 0 mg

Calorie 290, Grassi 17,8 g, Carboidrati 31,8 g, Zucchero 5,3 g, Proteine 5,5 g, Colesterolo 0 mg

Delizioso Navratan Korma

Tempo totale: 8 ore e 15 minuti
Tempo totale: 8 ore e 15 minuti
Porzioni:
4

---

1 tazza di cimette di cavolfiore

1/2 tazza di pomodori, tagliati a cubetti

1/2 tazza di piselli

1 tazza di carote, tritate

2 cucchiai di panna acida

1/4 tazza di latte di cocco

1 cucchiaio di uvetta

1/4 cucchiaino di peperoncino in polvere

1/2 cucchiaino di coriandolo macinato

1/2 cucchiaino di curcuma macinata

1 cucchiaio di zenzero, grattugiato

2 cucchiai di peperone tritato

1/4 cipolla, tritata

1/2 tazza d'acqua

sale

- Aggiungere tutti gli ingredienti tranne la panna acida nella pentola a cottura lenta e mescolare bene.
- Coprite e cuocete a fuoco basso per 8 ore.
- Mescolare la panna acida e servire con il riso.

Calorie 118, Grassi 5,3 g, Carboidrati 16,8 g, Zucchero 8,8 g, Proteine 3,4 g, Colesterolo 3 mg

Calorie 118, Grassi 5,3 g, Carboidrati 16,8 g, Zucchero 8,8 g, Proteine 3,4 g, Colesterolo 3 mg

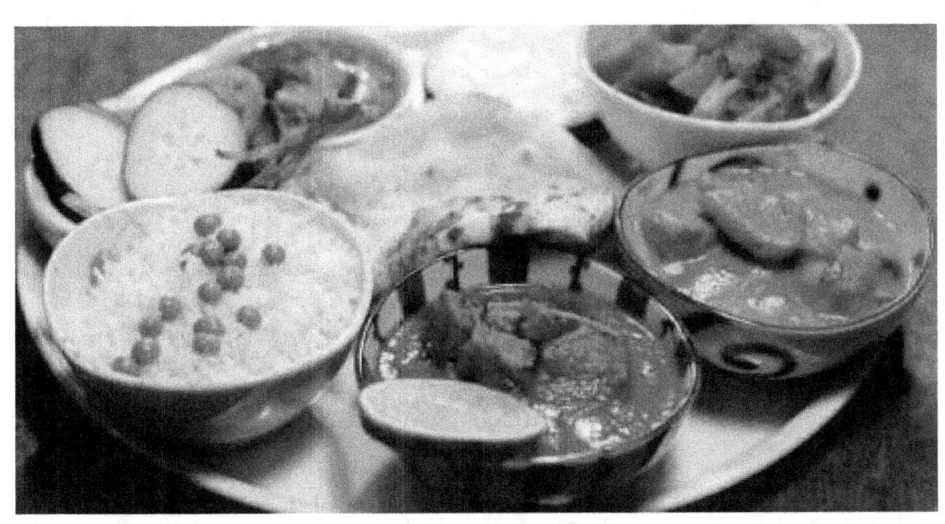

Sambar a cottura lenta

Tempo totale: 6 ore e 10 minuti
Tempo totale: 6 ore e 10 minuti
Porzioni:
2

1/4 tazza di lenticchie rosa

1 tazza d'acqua

1/2 cucchiaino di pasta di tamarindo

1 cucchiaino di sambar in polvere

4 foglie di curry

1/4 tazza di pomodori, tritati

1/4 tazza di melanzane, tagliate a pezzi

1/4 tazza di zucca, tagliata a pezzi

1 cipolla media, affettata

1 coscia, sbucciata e tagliata a pezzi

sale

- Aggiungere tutti gli ingredienti nella pentola a cottura lenta e mescolare bene.
- Coprite e cuocete a fuoco basso per 6 ore.
- Mescolate bene e servite caldo con il riso.

Calorie 130, Grassi 0,6 g, Carboidrati 24,7 g, Zucchero 5,3 g, Proteine 7,5 g, Colesterolo 0 mg

Calorie 130, Grassi 0,6 g, Carboidrati 24,7 g, Zucchero 5,3 g, Proteine 7,5 g, Colesterolo 0 mg

Zuppa cremosa di zucca e carote

Tempo totale: 6 ore e 15 minuti
Tempo totale: 6 ore e 15 minuti
Porzioni:
8

1 libbra di zucca butternut, sbucciata e tagliata a dadini

1/2 libbra di carote, sbucciate e tagliate a pezzi

400 ml di latte di cocco

1/4 cucchiaino di salvia macinata

1 cucchiaino di pepe

1 foglia di alloro

3 tazze di brodo vegetale

1 mela, sbucciata e affettata

1 cipolla media, tagliata a dadini

1 cucchiaino di sale

- Aggiungere la zucca, la foglia di alloro, la mela, le carote, la cipolla e il brodo nella pentola a cottura lenta.
- Coprite e cuocete a fuoco basso per 6 ore.
- Scartare la foglia di alloro e usando il frullatore ad immersione frullare fino a che liscio.
- Aggiungi latte di cocco, salvia, pepe e sale. Mescolare bene.
- Servite e gustate.

Calorie 163, Grassi 11,3 g, Carboidrati 15,8 g, Zuccheri 5,1 g, Proteine 3,8 g, Colesterolo 0 mg

Calorie 163, Grassi 11,3 g, Carboidrati 15,8 g, Zuccheri 5,1 g, Proteine 3,8 g, Colesterolo 0 mg

Yummy patate cotte lentamente

Tempo totale: 6 ore e 15 minuti
Tempo totale: 6 ore e 15 minuti
Porzioni:
4

2,2 libbre di patate, sbucciarle e tagliarle a cubetti

1/2 cucchiaino di peperoncino in polvere

1/2 cucchiaino di cumino

1 1/2 cucchiaino di curcuma

1 cucchiaino di garam masala

1 cucchiaino di zenzero macinato

1 cucchiaino di semi di senape

4 pomodori, tritati

1/4 cucchiaino di fiocchi di peperoncino rosso

1 cucchiaio di olio vegetale

1 cucchiaino di sale

- In una ciotola, mescola i fiocchi di peperoncino, il peperoncino in polvere, il cumino, la curcuma, il garam masala e lo zenzero.
- Scaldare l'olio nella padella a fuoco medio.
- Aggiungere i semi di senape nella padella e mescolare finché non iniziano a scoppiettare, quindi aggiungere la cipolla e rosolare fino a quando non diventano leggermente dorati.
- Aggiungere le spezie miste e mescolare per un minuto.
- Aggiungere i pomodori e il sale e mescolare per un minuto.
- Mettere le patate nella pentola a cottura lenta, quindi versare il composto di padella sulle patate.
- Coprite e cuocete a fuoco basso per 6 ore.
- Mescolate bene e servite.

Calorie 235, Grassi 4,4 g, Carboidrati 45,8 g, Zucchero 6,2 g, Proteine 5,7 g, Colesterolo 0 mg

Calorie 235, Grassi 4,4 g, Carboidrati 45,8 g, Zucchero 6,2 g, Proteine 5,7 g, Colesterolo 0 mg

Patate Al Curry

Tempo totale: 6 ore e 15 minuti
Tempo totale: 6 ore e 15 minuti
Porzioni:
6

7 patate, lavate e tagliate a pezzi

2 cucchiaini di zucchero

2 cucchiaini di peperoncino in polvere

2 cucchiaini di curry in polvere

2 cucchiaini di paprika

400 g di pomodori in scatola, tagliati a dadini

1 cucchiaio di olio vegetale

1/2 cucchiaino di sale kosher

- Aggiungere tutti gli ingredienti nella pentola a cottura lenta e mescolare bene.
- Coprite e cuocete a fuoco basso per 6 ore.
- Servite e gustate.

Calorie 218, Grassi 2,9 g, Carboidrati 45,1 g, Zucchero 6,7 g, Proteine 5,1 g, Colesterolo 0 mg

Calorie 218, Grassi 2,9 g, Carboidrati 45,1 g, Zucchero 6,7 g, Proteine 5,1 g, Colesterolo 0 mg

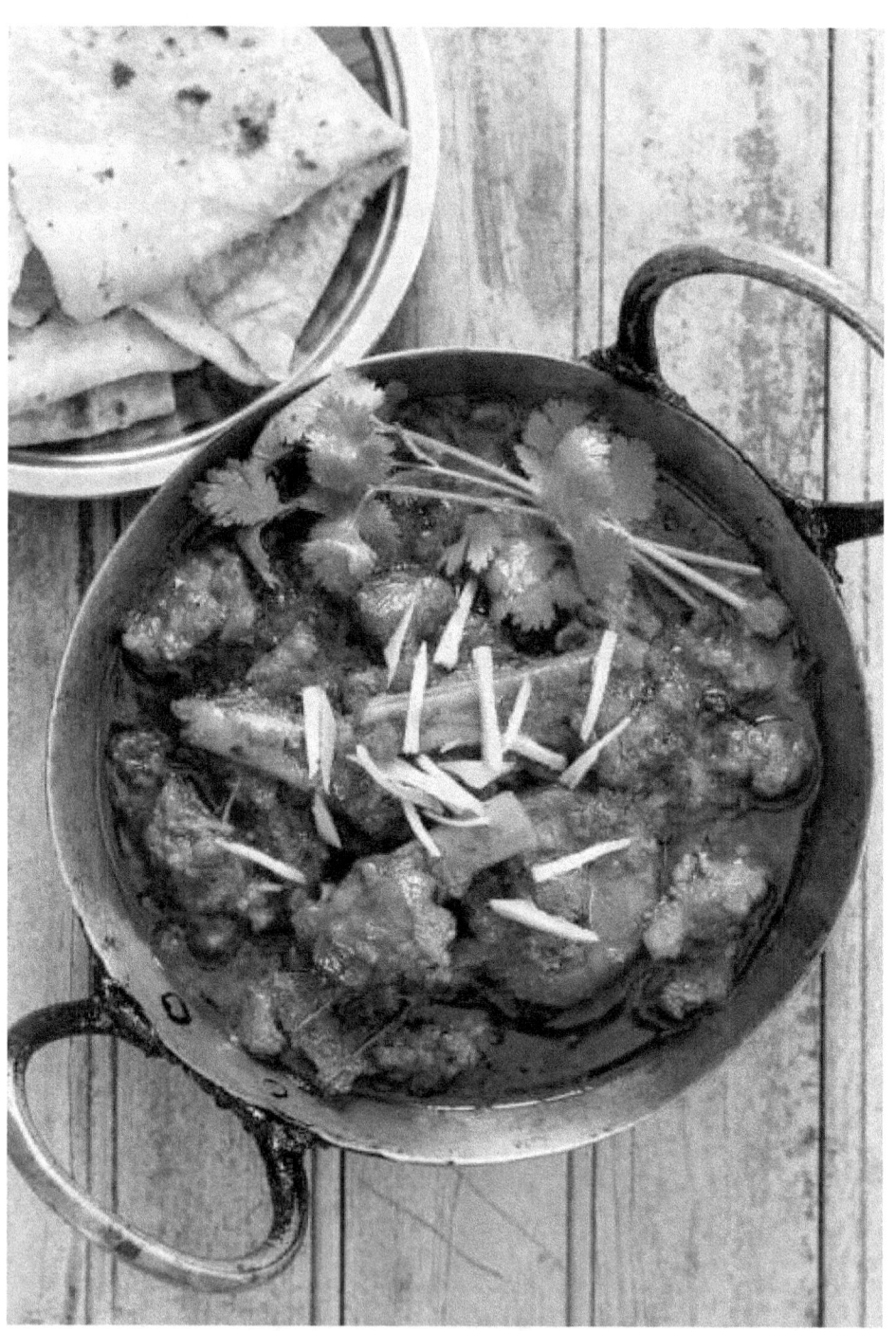

Funghi Melanzane Patate Al Curry

Tempo totale: 4 ore e 15 minuti
Tempo totale: 4 ore e 15 minuti
Porzioni:
6

---

8 funghi, tagliati in quarti

1 melanzana grande, sbucciata e tagliata a pezzi da 1 pollice

3 patate, sbucciate e tagliate a cubetti da 1/2 pollice

1 foglia di alloro

2 cucchiaini di zenzero fresco, grattugiato

14 once di pomodori in scatola, tritati

1/2 tazza di peperone rosso, tritato

1 cucchiaino di pepe nero

1 cucchiaio di cumino macinato

2 spicchi d'aglio, tritati

1 cipolla grande, tritata

2 cucchiai di olio vegetale

1 cucchiaino di succo di lime

sale

- Scaldare l'olio nella padella a fuoco medio.
- Aggiungere le melanzane nella padella e rosolarle finché non diventano leggermente dorate.
- Trasferisci le melanzane nella pentola a cottura lenta.
- Nella stessa padella aggiungere la cipolla e far rosolare per 3 minuti. Aggiungere l'aglio, il pepe e il cumino e rosolare per un minuto.
- Trasferire la miscela di cipolle nella pentola a cottura lenta insieme a tutti gli ingredienti rimanenti e mescolare bene.
- Coprite e cuocete a fuoco alto per 4 ore.
- Mescolate bene e servite.

Calorie 173, Grassi 5,3 g, Carboidrati 29,4 g, Zucchero 6,7 g, Proteine 4,6 g, Colesterolo 0 mg

Calorie 173, Grassi 5,3 g, Carboidrati 29,4 g, Zucchero 6,7 g, Proteine 4,6 g, Colesterolo 0 mg

Curry di ceci melanzane

Tempo totale: 8 ore 40 minuti
Tempo totale: 8 ore 40 minuti
Porzioni:
6

---

15 once possono ceci, sciacquati e scolati

1 cucchiaio di zenzero fresco, tritato

2 cucchiaini di cumino

1 cucchiaio di garam masala

1 cucchiaio di curry in polvere

3 tazze di brodo vegetale

15 once di pomodori in lattina

4 spicchi d'aglio, tritati

3 libbre di melanzane, a dadini

2 tazze di cipolla, tagliata a dadini

2 cucchiaini di sale

- Aggiungi tutti gli ingredienti tranne i ceci nella pentola a cottura lenta.
- Coprite e cuocete a fuoco basso per 8 ore.
- Aggiungere i ceci e cuocere per altri 30 minuti.
- Mescolate bene e servite.

Calorie 203, Grassi 2,3 g, Carboidrati 39,2 g, Zucchero 11,3 g, Proteine 9,7 g, Colesterolo 0 mg

Calorie 203, Grassi 2,3 g, Carboidrati 39,2 g, Zucchero 11,3 g, Proteine 9,7 g, Colesterolo 0 mg

Curry di melanzane al cocco

Tempo totale: 4 ore e 10 minuti
Tempo totale: 4 ore e 10 minuti
Porzioni:
6

---

2 libbre di melanzane, tagliate a cubetti da 1 pollice

4 spicchi d'aglio, tritati

400 ml di latte di cocco

150 g di concentrato di pomodoro

1 cucchiaio di curry in polvere

1 cipolla media, tritata

1 peperone verde, privato dei semi e tritato

2 peperoni serrano, privati dei semi e tritati

1 cucchiaio di garam masala

1 cucchiaino di sale

- Aggiungere tutti gli ingredienti nella pentola a cottura lenta e mescolare bene.
- Coprite e cuocete a fuoco basso per 4 ore.
- Servite e gustate.

Calorie 216, Grassi 15,2 g, Carboidrati 20,7 g, Zucchero 9,8 g, Proteine 4,8 g, Colesterolo 0 mg

Calorie 216, Grassi 15,2 g, Carboidrati 20,7 g, Zucchero 9,8 g, Proteine 4,8 g, Colesterolo 0 mg

Zuppa cremosa di cavolfiore

Tempo totale: 4 ore e 20 minuti
Tempo totale: 4 ore e 20 minuti
Porzioni:
6

---

1 testa di cavolfiore

2 tazze di brodo vegetale

3 spicchi d'aglio

1/4 tazza di mirtilli rossi secchi

1/4 tazza di pinoli

400 ml di latte di cocco

150 g di yogurt bianco

1 cucchiaio di curry in polvere

1 cucchiaio di acqua

3/4 cucchiaini di garam masala

1/2 tazza di zucchero

1/2 cucchiaino di sale

- Aggiungi il cavolfiore, il brodo e l'aglio nella pentola a cottura lenta. Coprite e cuocete a fuoco basso per 4 ore.
- Aggiungere la miscela di cavolfiore nel frullatore insieme allo yogurt e al latte di cocco e frullare fino a ottenere un composto omogeneo.
- Versare nelle sei ciotole da portata.
- In una padella fate cuocere a fuoco medio i pinoli con acqua, garam masala e zucchero. Cuocere fino a quando lo zucchero non sarà cristallizzato.
- Cospargere la miscela di padella sulla zuppa.
- Servite e gustate.

Calorie 276, Grassi 18,5 g, Carboidrati 25,1 g, Zucchero 20,1 g, Proteine 6,2 g, Colesterolo 2 mg

Calorie 276, Grassi 18,5 g, Carboidrati 25,1 g, Zucchero 20,1 g, Proteine 6,2 g, Colesterolo 2 mg

Delizioso Curry Di Patate Dolci

Tempo totale: 6 ore e 15 minuti
Tempo totale: 6 ore e 15 minuti
Porzioni:
6

---

1 patata dolce, a dadini
1 zucchina tagliata a dadini
1/4 di tazza di anacardi
14 once di pomodori in scatola, tritati
1 cucchiaino di curry in polvere
1/2 cucchiaino di peperoncino in polvere
1/2 cucchiaino di pepe nero
2 cucchiai di passata di pomodoro
4 cucchiai di farina
14 once possono latte di cocco
1 cucchiaino di aglio, tritato
2 cipolle, a dadini
4 pomodori, tagliati a dadini
1 cucchiaino di zenzero, tritato

2 cucchiaini di garam masala

1 cucchiaio di olio vegetale

- Scaldare l'olio nella padella a fuoco medio.
- Aggiungere lo zenzero, la cipolla e l'aglio nella padella e rosolare per 5 minuti.
- Aggiungere il concentrato di pomodoro, la farina e le spezie e cuocere per un minuto.
- Aggiungere il latte di cocco e mescolare bene e cuocere fino a quando non si sarà addensato.
- Trasferire la miscela della padella nella pentola a cottura lenta insieme agli altri ingredienti e mescolare bene.
- Coprite e cuocete a fuoco basso per 6 ore.
- Servite e gustate.

Calorie 275, Grassi 19,5 g, Carboidrati 24 g, Zucchero 8,3 g, Proteine 5,5 g, Colesterolo 0 mg

Calorie 275, Grassi 19,5 g, Carboidrati 24 g, Zucchero 8,3 g, Proteine 5,5 g, Colesterolo 0 mg

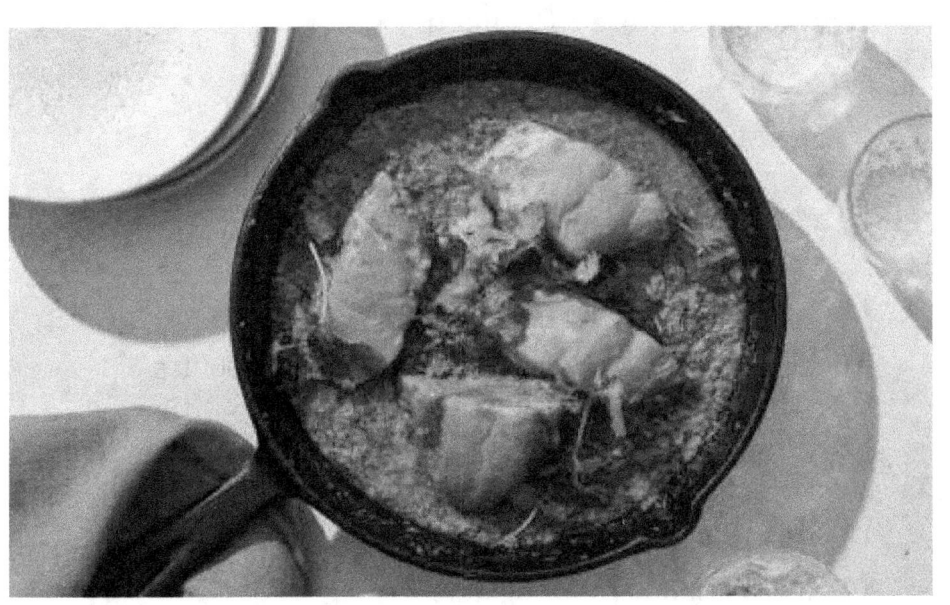

Curry di verdure saporito

Tempo totale: 7 ore e 15 minuti
Tempo totale: 7 ore e 15 minuti
Porzioni:
4

---

15 once possono ceci, sciacquati e scolati

8 once di fagiolini freschi, tagliati a pezzi da 1 pollice

4 carote medie, affettate

2 patate medie, tagliate a cubetti da 1/2 pollice

1 tazza di cipolla, tritata

14 once possono brodo vegetale

400 g di pomodori in scatola, tagliati a dadini

2 cucchiai di tapioca

2 cucchiaini di curry in polvere

1 cucchiaino di coriandolo macinato

3 spicchi d'aglio, tritati

1/8 cucchiaino di cannella in polvere

1/4 cucchiaino di peperone rosso, schiacciato

1/4 cucchiaino di sale

- Aggiungere tutti gli ingredienti nella pentola a cottura lenta e mescolare bene.
- Coprite e cuocete a fuoco basso per 7 ore.
- Mescolate bene e servite con il riso.

Calorie 367, Grassi 3,1 g, Carboidrati 75,3 g Zucchero 11,8 g, Proteine 12,6 g, Colesterolo 1 mg

Calorie 367, Grassi 3,1 g, Carboidrati 75,3 g Zucchero 11,8 g, Proteine 12,6 g, Colesterolo 1 mg

Curry delizioso del cocco del tofu

Tempo totale: 4 ore e 15 minuti

Tempo totale: 4 ore e 15 minuti

Porzioni: 4

1 tazza di tofu compatto, tagliato a dadini

2 cucchiaini di spicchi d'aglio, tritati

1 tazza di cipolla, tritata

8 once di concentrato di pomodoro

2 tazze di peperone, tritato

1 cucchiaio di garam masala

2 cucchiai di burro

1 cucchiaio di curry in polvere

10 once possono latte di cocco

1 1/2 cucchiaino di sale marino

- Aggiungere tutti gli ingredienti nella pentola a cottura lenta e mescolare bene.
- Coprite e cuocete a fuoco basso per 4 ore.
- Mescolate bene e servite con il riso.

Calorie 179, Grassi 9,1 g, Carboidrati 20,4 g, Zucchero 11,6 g, Proteine 8,9 g, Colesterolo 15 mg

Calorie 179, Grassi 9,1 g, Carboidrati 20,4 g, Zucchero 11,6 g, Proteine 8,9 g, Colesterolo 15 mg

Curry cremoso al cocco e zucca

Tempo totale: 6 ore e 15 minuti
Tempo totale: 6 ore e 15 minuti
Porzioni:
6

15 once possono latte di cocco, non zuccherato
2 tazze di purea di zucca
1 tazza di brodo vegetale
3 carote, tagliate a pezzi da 1 pollice
3 tazze di patate dolci, tagliate a cubetti da 1 pollice
1/2 cucchiaio di curry in polvere
1/4 cucchiaino di curcuma in polvere
1/4 cucchiaino di pepe nero macinato
1/2 cipolla grande, tagliata a dadini
1 spicchio d'aglio, tritato
2 petti di pollo, tagliati a cubetti da 1 pollice
1 succo di lime
2 cucchiaini di garam masala

1/2 cucchiaino di sale kosher

- Aggiungi tutti gli ingredienti nella pentola a cottura lenta e mescola bene.
- Coprite e cuocete a fuoco basso per 6 ore.
- Servire con riso e gustare.

Calorie 357, Grassi 17,7 g, Carboidrati 35 g, Zucchero 7,4 g, Proteine 17,6 g, Colesterolo 43 mg

Calorie 357, Grassi 17,7 g, Carboidrati 35 g, Zucchero 7,4 g, Proteine 17,6 g, Colesterolo 43 mg

Ricco Curry Di Patate

Tempo totale: 8 ore e 10 minuti
Tempo totale: 8 ore e 10 minuti
Porzioni:

4

---

1 libbra di patate, tagliate a cubetti da 1 pollice

1/2 cucchiaino di cumino

1/2 cucchiaino di coriandolo

1/2 cucchiaino di pepe in grani

1 stecca di cannella

1 tazza di brodo vegetale

1 cucchiaino di pasta di tamarindo

1 foglia di alloro

1/4 cucchiaino di peperone rosso, schiacciato

1/2 cucchiaino di garam masala

4 spicchi d'aglio, tritati

2 cucchiaini di zenzero tritato

1 cipolla, a dadini

2 cucchiai di olio vegetale

1 1/2 cucchiaino di paprika

1 1/2 cucchiaino di curcuma

1/2 tazza di piselli surgelati

2 tazze di latte di cocco

2 cucchiai di farina per tutti gli usi

Pepe

sale

- Scalda 1 cucchiaio di olio nella padella a fuoco medio.
- Aggiungere la cipolla e cuocere fino a doratura, circa 3 minuti.
- Aggiungere le spezie in polvere e mescolare per 1 minuto.
- Trasferire la miscela di cipolle nel frullatore con tamarindo, zenzero, aglio e latte di cocco e frullare fino a che liscio.
- Versare la miscela miscelata nella pentola a cottura lenta con i restanti ingredienti tranne i piselli e la farina.
- Coprite e cuocete a fuoco basso per 8 ore.
- Aggiungere i piselli e mescolare bene. Sbattere la farina in poca acqua e versare nella pentola a cottura lenta.
- Mescolate bene e servite.

Calorie 476, Grassi 36,5 g, Carboidrati 37,2 g, Zucchero 8,8 g, Proteine 7 g, Colesterolo 0 mg

Calorie 476, Grassi 36,5 g, Carboidrati 37,2 g, Zucchero 8,8 g, Proteine 7 g, Colesterolo 0 mg

Curry di verdure miste

Tempo totale: 6 ore e 10 minuti
Tempo totale: 6 ore e 10 minuti
Porzioni:
4

3 1/2 tazze di cimette di broccoli

250 g di fagiolini

2 carote medie, sbucciate e affettate

2 patate dolci grandi, tagliate a cubetti

3 cucchiai di passata di pomodoro

14 once possono latte di cocco

1 peperoncino rosso, privato dei semi e tritato

1 cucchiaino di garam masala

1 cucchiaino di curcuma macinata

2 cucchiaini di coriandolo macinato

2 cucchiaini di cumino macinato

1 cucchiaino di peperoncino in polvere

1 cucchiaino di zenzero, grattugiato

1 cucchiaino di aglio, grattugiato

1 cipolla, a dadini

- Aggiungere tutti gli ingredienti tranne i fagiolini nella pentola a cottura lenta e mescolare bene.
- Coprite e cuocete a fuoco basso per 5 ore.
- Aggiungere i fagiolini e mescolare bene e cuocere per un'altra 1 ora.
- Servire con riso.

Calorie 313, Grassi 22 g, Carboidrati 28,3 g, Zucchero 5,1 g, Proteine 6,3 g, Colesterolo 0 mg

Calorie 313, Grassi 22 g, Carboidrati 28,3 g, Zucchero 5,1 g, Proteine 6,3 g, Colesterolo 0 mg

RICETTE DI CARNE

Gustoso pollo Tikka Masala

Tempo totale: 6 ore e 25 minuti
Tempo totale: 6 ore e 25 minuti
Porzioni:
6

---

2 libbre di cosce di pollo, senza pelle e disossate, tagliate a pezzi da 2 pollici

300 g di piselli surgelati, scongelati

1 tazza e mezzo di panna

1 cucchiaio di amido di mais

1 cucchiaio di zucchero

28 once lattina di pomodori

1 cucchiaino di zenzero, grattugiato

3 cucchiai di garam masala

1/2 cucchiaino di fiocchi di peperone rosso

6 spicchi d'aglio, tritati

1 cipolla grande, tagliata a dadini

2 cucchiai di olio vegetale

1 tazza di yogurt bianco

1 cucchiaio di cumino macinato

1 cucchiaio di coriandolo macinato

1 cucchiaino di sale kosher

- In una grande ciotola, unisci il pollo, lo yogurt, il cumino, il coriandolo macinato e il sale. Marinare per 10 minuti.
- Scalda 1 cucchiaio di olio nella padella a fuoco medio-alto.
- Mettere il pollo marinato nella padella e cuocere fino a quando non diventa leggermente dorato su entrambi i lati.
- Trasferisci il pollo nella pentola a cottura lenta.
- Nella stessa padella scaldare l'olio rimanente. Aggiungere le cipolle, i fiocchi di peperoncino e l'aglio e rosolare per 5 minuti.
- Aggiungere lo zenzero, il garam masala e il sale e cuocere per 1 minuto.
- Aggiungere lo zucchero e i pomodori, alzare la fiamma e portare a ebollizione. Trasferisci nella pentola a cottura lenta.
- Coprite e cuocete a fuoco basso per 6 ore.

- Sbatti insieme 1/4 di tazza di panna e amido di mais e aggiungi nella pentola a cottura lenta insieme ai piselli rimanenti e alla panna.
- Mescolare per amalgamare e coprire e cuocere per altri 10 minuti.
- Servite e gustate.

Calorie 557, Grassi 27,8 g, Carboidrati 24,5 g, Zucchero 12,7 g, Proteine 51,1 g, Colesterolo 178 mg

Calorie 557, Grassi 27,8 g, Carboidrati 24,5 g, Zucchero 12,7 g, Proteine 51,1 g, Colesterolo 178 mg

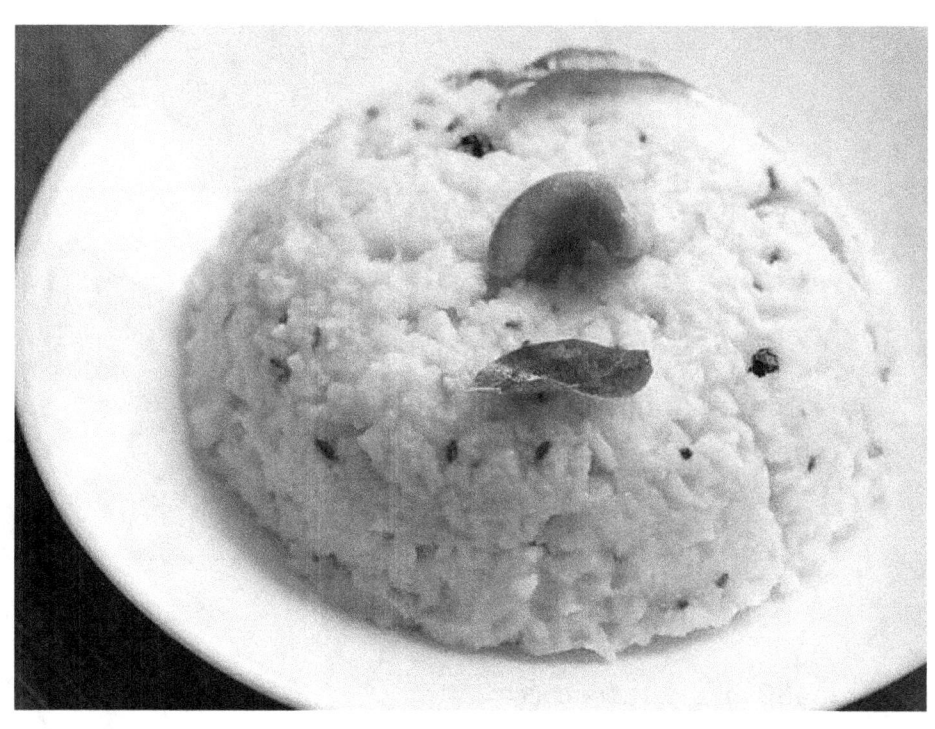

Delizioso pollo tandoori

Tempo totale: 8 ore e 20 minuti
Tempo totale: 8 ore e 20 minuti
Porzioni:
4

400 ml di latte di cocco

4 cosce di pollo

1 cucchiaino di zenzero fresco, grattugiato

1 cucchiaino di paprika

1 cucchiaino di pepe di cayenna

2 cucchiaini di concentrato di pomodoro

2 cucchiaini di garam masala

1 cucchiaino di coriandolo macinato

1 cucchiaino di cumino macinato

- Aggiungi tutti gli ingredienti nella pentola a cottura lenta e mescola bene.
- Coprite e cuocete a fuoco basso per 8 ore.
- Servite e gustate.

Calorie 514, Grassi 34,8 g, Carboidrati 7,1 g, Zucchero 3,8 g, Proteine 44,9 g, Colesterolo 130 mg

Calorie 514, Grassi 34,8 g, Carboidrati 7,1 g, Zucchero 3,8 g, Proteine 44,9 g, Colesterolo 130 mg

Pollo Al Burro Di Arachidi

Tempo totale: 4 ore e 30 minuti
Tempo totale: 4 ore e 30 minuti
Porzioni:
6

- 3 petti di pollo, senza pelle e disossati
- 1 cucchiaio di succo di lime
- 2 cucchiai di amido di mais
- 3 spicchi d'aglio, tritati
- 1 cucchiaio di zenzero tritato
- 1 cucchiaio di aceto di vino di riso
- 2 cucchiai di miele
- 2 cucchiai di salsa di soia
- 1/3 di tazza di burro di arachidi cremoso
- 1 tazza di latte di cocco

- Aggiungere tutti gli ingredienti tranne il succo di lime e la maizena nella pentola a cottura lenta e mescolare bene.
- Coprite e cuocete a fuoco basso per 4 ore.
- Sbatti insieme l'amido di mais e 2 cucchiai di acqua e versali nella pentola a cottura lenta.
- Mescolare bene e cuocere per altri 20 minuti finché il sugo non si addensa.
- Servite e gustate.

Calorie 356, Grassi 22,2 g, Carboidrati 15,4 g, Zucchero 8,7 g, Proteine 26,2 g, Colesterolo 65 mg

Calorie 356, Grassi 22,2 g, Carboidrati 15,4 g, Zucchero 8,7 g, Proteine 26,2 g, Colesterolo 65 mg

Pollo Al Curry Piccante

Tempo totale: 6 ore e 20 minuti

Tempo totale: 6 ore e 20 minuti

Porzioni:

4

---

4 cosce di pollo, disossate e tagliate a pezzi

3 cucchiai di farina

2 cucchiaini di coriandolo macinato

2 cucchiaini di garam masala

2 cucchiaini di curcuma

2 cucchiaini di cumino macinato

1 cucchiaino di zenzero, grattugiato

1/2 succo di limone

4 spicchi d'aglio, schiacciati

2 cipolle, tritate

2 peperoncini verdi, tritati

14 once di pomodori in scatola, tritati

1 cucchiaio di olio vegetale

- Aggiungere lo zenzero, i peperoncini, l'aglio e la cipolla nel frullatore e frullare fino a che liscio.
- Scaldare l'olio nella padella a fuoco medio.
- Aggiungere la purea frullata nella padella e rosolare per 3 minuti.
- Aggiungere le spezie e rosolare per 2-3 minuti.
- Aggiungere farina e pomodori nella padella e mescolare bene.
- Riempi la lattina di pomodoro a metà con acqua e aggiungila nella padella. Mescolare bene.
- Aggiungere il pollo nella pentola a cottura lenta e condire con pepe e sale.
- Versare il composto in padella sul pollo con il succo di limone.
- Coprite e cuocete a fuoco basso per 6 ore.
- Servite e gustate.

Calorie 387, Grassi 14,8 g, Carboidrati 17,3 g, Zucchero 6 g, Proteine 44,9 g, Colesterolo 130 mg
Calorie 387, Grassi 14,8 g, Carboidrati 17,3 g, Zucchero 6 g, Proteine 44,9 g, Colesterolo 130 mg

Curry di capra succoso e tenero

Tempo totale: 5 ore e 15 minuti
Tempo totale: 5 ore e 15 minuti
Porzioni:

6

2 libbre di carne di capra

2 peperoni serrano, tritati

1 cucchiaino di paprika

1 cucchiaino di peperoncino in polvere

1 cucchiaino di curcuma in polvere

1 cucchiaino di cumino in polvere

1 cucchiaio di coriandolo in polvere

2 baccelli di cardamomo

2 spicchi d'aglio, tritati

1 cucchiaio di burro chiarificato

1 foglia di alloro

3 chiodi di garofano interi

1 cucchiaino di zenzero fresco, tritato

1 cipolla grande, tritata

1 tazza d'acqua

1 cucchiaino di garam masala

28 once lattina di pomodori, tagliati a dadini

2 cucchiaini di sale

- Aggiungere il cardamomo e i chiodi di garofano nel tritatutto e macinare bene.
- Aggiungi tutti gli ingredienti nella pentola a cottura lenta tranne acqua, garam masala e pomodori.
- Coprite e cuocete a fuoco alto per 4 ore.
- Aggiungere l'acqua, il garam masala ei pomodori e mescolare bene.
- Cuocere per un'altra 1 ora fino a quando la carne è tenera.
- Servite e gustate.

Calorie 230, Grassi 5,9 g, Carboidrati 10,6 g, Zucchero 5,8 g, Proteine 33,6 g, Colesterolo 92 mg

Calorie 230, Grassi 5,9 g, Carboidrati 10,6 g, Zucchero 5,8 g, Proteine 33,6 g, Colesterolo 92 mg

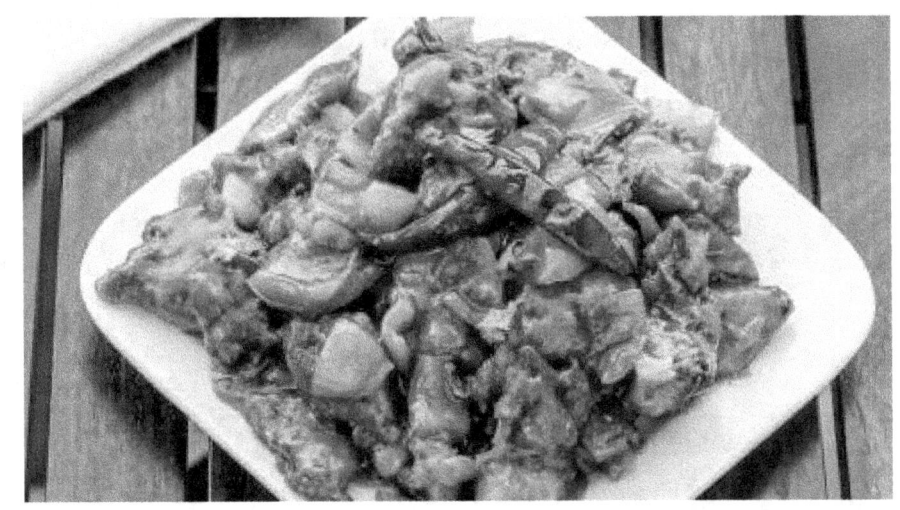

Delizioso Manzo Cotto Lento

Tempo totale: 6 ore e 15 minuti
Tempo totale: 6 ore e 15 minuti
Porzioni:
4

2 libbre di bistecca di manzo, tagliata a dadini

1/2 tazza di coriandolo, tritato

2 baccelli di cardamomo

1 stecca di cannella

400 g di pomodori in scatola, tagliati a dadini

1/4 tazza di pasta di curry

1 peperoncino rosso, tritato

1 cucchiaino di zenzero, grattugiato

2 spicchi d'aglio, schiacciati

1 cipolla grande, affettata

2 cucchiai di olio vegetale

1/4 tazza di farina 00

- Aggiungere il manzo e la farina nella busta a chiusura lampo e agitare bene.
- Scaldare l'olio nella casseruola a fuoco medio.
- Aggiungere la carne di manzo nella casseruola e cuocere per 3-4 minuti o finché non diventa leggermente dorata. Trasferisci la carne nella pentola a cottura lenta.
- Nella stessa padella, aggiungere la cipolla, lo zenzero e l'aglio e far rosolare per 4 minuti.
- Aggiungere la pasta di curry e il peperoncino e mescolare per 1 minuto.
- Aggiungere 3/4 di tazza di acqua, pomodori, cardamomo e cannella e mescolare bene. Trasferisci il composto nella pentola a cottura lenta.
- Coprire e cuocere a fuoco basso per 5 ore e 1/2 o fino a quando la carne è tenera.
- Aggiungere il coriandolo e mescolare bene.
- Servite e gustate.

Calorie 651, Grassi 29,9 g, Carboidrati 19,7 g, Zucchero 5 g, Proteine 71,8 g, Colesterolo 203 mg

Calorie 651, Grassi 29,9 g, Carboidrati 19,7 g, Zucchero 5 g, Proteine 71,8 g, Colesterolo 203 mg

Curry di manzo semplice

Tempo totale: 8 ore 40 minuti
Tempo totale: 8 ore 40 minuti
Porzioni:
4

---

12 once di bistecca di manzo, tagliata a pezzi da 1 pollice

2 cipolle, tritate

14 once di pomodori in scatola, tritati

2 cucchiaini di garam masala

4 spicchi d'aglio, tritati

4 cucchiaini di cumino macinato

4 cucchiaini di coriandolo macinato

2 cucchiaini di curcuma macinata

2 peperoncini, tritati

1 cucchiaino di zenzero, grattugiato

200 g di yogurt

4 cucchiai di olio vegetale

- Scaldare l'olio nella padella a fuoco medio.
- Aggiungere la carne nella padella e cuocere per 4-5 minuti o fino a quando non diventa leggermente dorata. Trasferisci la carne nella pentola a cottura lenta.
- Nella stessa padella, soffriggere cipolla, zenzero, peperoncino e aglio per 2 minuti.
- Aggiungere le spezie e saltare in padella per 1 minuto. Trasferisci la miscela nella pentola a cottura lenta.
- Aggiungere gli ingredienti rimanenti, tranne lo yogurt, nella pentola a cottura lenta e mescolare bene.
- Coprite e cuocete a fuoco basso per 8 ore.
- Aggiungere lo yogurt e mescolare bene e cuocere per altri 30 minuti.
- Servite e gustate.

Calorie 375, Grassi 20,2 g, Carboidrati 16,7 g, Zucchero 9,3 g, Proteine 30,8 g, Colesterolo 79 mg
Calorie 375, Grassi 20,2 g, Carboidrati 16,7 g, Zucchero 9,3 g, Proteine 30,8 g, Colesterolo 79 mg

Pollo al curry facile

Tempo totale: 4 ore e 15 minuti
Tempo totale: 4 ore e 15 minuti
Porzioni:
4

---

2 cucchiai di concentrato di pomodoro

14 once possono latte di cocco

3 spicchi d'aglio, tritati

2 cucchiai di zenzero fresco, tritato

1 cucchiaino di cumino

1 cucchiaino di curcuma

1 cucchiaino di garam masala

1 stecca di cannella

2 foglie di alloro

1 1/2 libbra di cosce di pollo

1 cipolla media, tagliata a dadini

1/4 tazza di coriandolo fresco, tritato

1 1/2 cucchiaino di sale

- Aggiungere tutti gli ingredienti nella pentola a cottura lenta e mescolare bene.
- Coprite e cuocete a fuoco basso per 4 ore.
- Usando la forchetta sminuzzare la carne e mescolare bene nella salsa.
- Servite e gustate.

Calorie 553, Grassi 34,2 g, Carboidrati 10,2 g, Zucchero 2,3 g, Proteine 52,4 g, Colesterolo 151 mg

Calorie 553, Grassi 34,2 g, Carboidrati 10,2 g, Zucchero 2,3 g, Proteine 52,4 g, Colesterolo 151 mg

Pollo al curry di verdure

Tempo totale: 3 ore e 25 minuti
Tempo totale: 3 ore e 25 minuti
Porzioni:
4

2 tazze di funghi, affettati

1 tazza di piselli

3 petti di pollo, senza pelle, disossati e tagliati a pezzi

2 cucchiaini di pepe di Caienna macinato

1/2 cucchiaino di pepe nero

3 cucchiai di curry in polvere

1 bustina di zuppa di cipolle secca

14 once possono latte di cocco

10,75 once possono zuppa di pollo

300 g di zuppa di funghi

1 cipolla, tritata

1 cucchiaio di burro

- Fate sciogliere il burro in padella a fuoco medio.
- Aggiungere la cipolla e cuocere per 5 minuti. Trasferisci nella pentola a cottura lenta.
- Aggiungere gli altri ingredienti e mescolare bene.
- Coprite e cuocete a fuoco alto per 1 ora e mezza, quindi abbassate la fiamma e cuocete per un'altra ora e mezza.
- Servite e gustate.

Calorie 635, Grassi 37,9 g, Carboidrati 32 g, Zucchero 2,3 g, Proteine 45,2 g, Colesterolo 111 mg
Calorie 635, Grassi 37,9 g, Carboidrati 32 g, Zucchero 2,3 g, Proteine 45,2 g, Colesterolo 111 mg

Pollo Piccante Di Cavolfiore

Tempo totale: 6 ore e 15 minuti
Tempo totale: 6 ore e 15 minuti
Porzioni:
4

1 1/2 libbra di cosce di pollo, senza pelle, disossate e tagliate a metà

1 testa di cavolfiore piccola, tagliata a cimette

1/4 tazza di uvetta

1 cipolla, tritata

1 cucchiaio di curry in polvere

2 cucchiai di zenzero grattugiato

2 cucchiai di concentrato di pomodoro

28 once lattina di pomodori, tagliati a dadini

1/2 cucchiaino di sale kosher

- Aggiungere tutti gli ingredienti nella pentola a cottura lenta e mescolare bene.
- Coprite e cuocete a fuoco basso per 6 ore.
- Servite e gustate.

Calorie 391, Grassi 17,3 g, Carboidrati 26,7 g, Zucchero 6,7 g, Proteine 31,1 g, Colesterolo 96 mg

Calorie 391, Grassi 17,3 g, Carboidrati 26,7 g, Zucchero 6,7 g, Proteine 31,1 g, Colesterolo 96 mg

Buonissimo pollo al burro

Tempo totale: 4 ore e 30 minuti
Tempo totale: 4 ore e 30 minuti
Porzioni:
6

---

4 cosce di pollo grandi, senza pelle, disossate e tagliate a pezzi

14 once possono latte di cocco

1 tazza di yogurt bianco

15 baccelli di cardamomo verde

6 once può concentrato di pomodoro

1 cucchiaino di garam masala

2 cucchiaini di tandoori masala

1 cucchiaino di pasta di curry

2 cucchiaini di curry in polvere

3 spicchi d'aglio, tritati

1 cipolla, a dadini

3 cucchiai di olio vegetale

2 cucchiai di burro

sale

- Scaldare burro e olio in una padella a fuoco medio.
- Aggiungere il pollo, l'aglio e la cipolla nella padella e cuocere finché la cipolla non si ammorbidisce.
- Mescolare il concentrato di pomodoro, il garam masala, il tandoori masala, la pasta di curry e il curry in polvere.
- Trasferisci il composto di pollo nella pentola a cottura lenta.
- Mescolare lo yogurt, il latte di cocco e i baccelli di cardamomo.
- Condite con sale.
- Coprite e cuocete a fuoco alto per 4 ore.
- Servite e gustate.

Calorie 480, Grassi 33,3 g, Carboidrati 17,2 g, Zucchero 7,1 g, Proteine 30,6 g, Colesterolo 103 mg
Calorie 480, Grassi 33,3 g, Carboidrati 17,2 g, Zucchero 7,1 g, Proteine 30,6 g, Colesterolo 103 mg

Curry di agnello

Tempo totale: 8 ore e 15 minuti
Tempo totale: 8 ore e 15 minuti
Porzioni:
6

---

2 libbre di carne di agnello, tagliata a cubetti da 1 1/2 "
1/4 di tazza di coriandolo, tritato
20 mandorle
1/4 cucchiaino di zafferano in fili
1 tazza di yogurt bianco
1/2 cucchiaino di curcuma
2 cipolle grandi, affettate
6 cucchiai di olio vegetale
3 pomodori, tritati
1/4 tazza di cocco essiccato, non zuccherato
5 spicchi d'aglio, schiacciati
1 cucchiaino di zenzero fresco, grattugiato
1 cucchiaino di garam masala

1 cucchiaino di semi di cumino

3 peperoni verdi del Cile

4 peperoni rossi secchi del Cile

sale

- Aggiungere i pomodori, il cocco grattugiato, l'aglio, lo zenzero, il garam masala, i semi di cumino, i peperoncini verdi ei peperoncini rossi nel frullatore e frullare fino a che liscio.
- Scaldare l'olio in una padella a fuoco medio.
- Aggiungere la cipolla nella padella e rosolare per 5 minuti o fino a quando non si sarà ammorbidita.
- Aggiungere la pasta di spezie nella padella e cuocere per 3 minuti.
- Mescolare la carne e il sale. Cuocere a fuoco medio per 8 minuti.
- Mescolare le mandorle, lo zafferano e lo yogurt fino a ottenere un composto omogeneo.
- Trasferire la miscela nella pentola a cottura lenta e mescolare bene.
- Coprite e cuocete a fuoco basso per 8 ore.
- Servite e gustate.

Calorie 489, Grassi 35,4 g, Carboidrati 16,1 g, Zucchero 7,1 g, Proteine 28,1 g, Colesterolo 88 mg

Calorie 489, Grassi 35,4 g, Carboidrati 16,1 g, Zucchero 7,1 g, Proteine 28,1 g, Colesterolo 88 mg

Pollo Quinoa al Curry

Tempo totale: 4 ore e 45 minuti
Tempo totale: 4 ore e 45 minuti
Porzioni:
6

---

1 1/2 libbra di petto di pollo, tagliato a dadini

1/3 di tazza di quinoa

1/4 cucchiaino di paprika

1 cucchiaio di curry in polvere

1/4 tazza di latte di cocco

1 tazza di brodo di pollo

1 3/4 tazze di mele, tritate

1 1/4 tazze di sedano, tritato

3/4 tazza di cipolla, tritata

- Aggiungere tutti gli ingredienti tranne la quinoa nella pentola a cottura lenta e mescolare bene.
- Coprite e cuocete a fuoco basso per 4 ore.
- Aggiungere la quinoa e mescolare bene. Cuocere per altri 35 minuti.
- Mescolate bene e servite.

Calorie 185, Grassi 3,1 g, Carboidrati 14,4 g, Zucchero 8,2 g, Proteine 24,4 g, Colesterolo 59 mg

Calorie 185, Grassi 3,1 g, Carboidrati 14,4 g, Zucchero 8,2 g, Proteine 24,4 g, Colesterolo 59 mg

Delizioso Stufato Di Pollo

Tempo totale: 4 ore e 15 minuti
Tempo totale: 4 ore e 15 minuti
Porzioni:
8

---

2 libbre di cosce di pollo, senza pelle, disossate e tagliate a pezzi

1 cipolla media, tritata

3 spicchi d'aglio, tritati

1/4 cucchiaino di pepe nero macinato

15 once possono ceci, sciacquati e scolati

400 g di pomodori in scatola, tagliati a dadini

1 tazza di brodo di pollo

5 cucchiaini di curry in polvere

2 cucchiaini di zenzero macinato

1 foglia di alloro

1 cucchiaio di olio vegetale

2 cucchiai di succo di lime

1/2 cucchiaino di sale

- Aggiungi tutti gli ingredienti nella pentola a cottura lenta e mescola bene.
- Coprite e cuocete a fuoco alto per 4 ore.
- Servite e gustate.

Calorie 322, Grassi 11,1 g, Carboidrati 17,4 g, Zucchero 2,4 g, Proteine 36,9 g, Colesterolo 101 mg

Calorie 322, Grassi 11,1 g, Carboidrati 17,4 g, Zucchero 2,4 g, Proteine 36,9 g, Colesterolo 101 mg

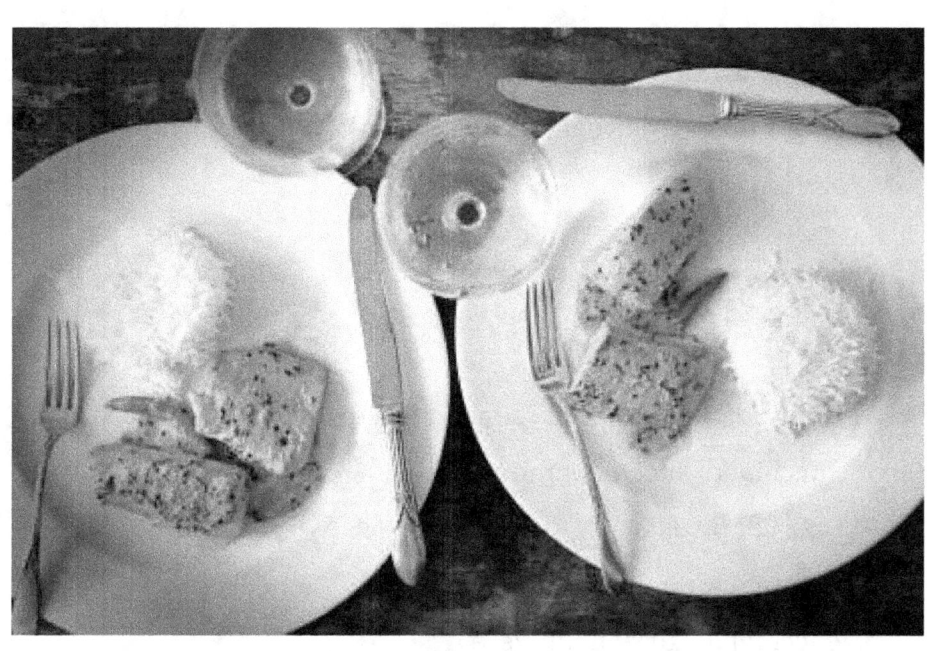

Curry di pollo cremoso al cocco

Tempo totale: 4 ore e 15 minuti
Tempo totale: 4 ore e 15 minuti
Porzioni:
4

---

1 libbra di petto di pollo, senza pelle e disossato

2 cucchiai di succo di limone

1 tazza di piselli

1/2 cucchiaino di pepe di Caienna

2 cucchiai di curry in polvere

15 once possono salsa di pomodoro

1/2 tazza di brodo di pollo

1/2 tazza di latte di cocco

2 patate dolci medie, tagliate a cubetti

15 once possono ceci, scolati e sciacquati

1 cipolla media, affettata

1 cucchiaino di sale

- Aggiungere tutti gli ingredienti tranne i piselli nella pentola a cottura lenta e mescolare bene.
- Coprite e cuocete a fuoco alto per 4 ore.
- Aggiungere i piselli e mescolare bene.
- Servite e gustate.

Calorie 579, Grassi 17,9 g, Carboidrati 62,4 g, Zucchero 9,5 g, Proteine 44,2 g, Colesterolo 101 mg

Calorie 579, Grassi 17,9 g, Carboidrati 62,4 g, Zucchero 9,5 g, Proteine 44,2 g, Colesterolo 101 mg

Gustoso pollo Kheema

Tempo totale: 4 ore e 20 minuti
Tempo totale: 4 ore e 20 minuti
Porzioni:
4

---

1 libbra di pollo macinato
3/4 di tazza di piselli surgelati
1 foglia di alloro
3/4 cucchiaini di cannella in polvere
3/4 cucchiaini di garam masala
3/4 cucchiaini di curcuma macinata
3/4 cucchiaini di peperoncino in polvere
3/4 cucchiaini di cumino macinato
3/4 cucchiaini di coriandolo macinato
1 jalapeño, privato dei semi e tritato
4 cucchiai di coriandolo tritato
3/4 di tazza di salsa di pomodoro
1 cucchiaino di zenzero, grattugiato
3 spicchi d'aglio, tritati

1 cipolla media, tritata

2 cucchiaini di burro

1 cucchiaino di sale kosher

- Scaldare il burro in una padella a fuoco medio.
- Aggiungere la cipolla nella padella e rosolare per 5 minuti.
- Aggiungere lo zenzero e l'aglio e rosolare per 2 minuti.
- Aggiungere il pollo macinato e il sale e cuocere per 5 minuti.
- Trasferire il composto di pollo nella pentola a cottura lenta insieme agli altri ingredienti e mescolare bene.
- Coprite e cuocete a fuoco alto per 4 ore.
- Servite e gustate.

Calorie 291, Grassi 10,8 g, Carboidrati 11,8 g, Zucchero 4,7 g, Proteine 35,8 g, Colesterolo 106 mg

Calorie 291, Grassi 10,8 g, Carboidrati 11,8 g, Zucchero 4,7 g, Proteine 35,8 g, Colesterolo 106 mg

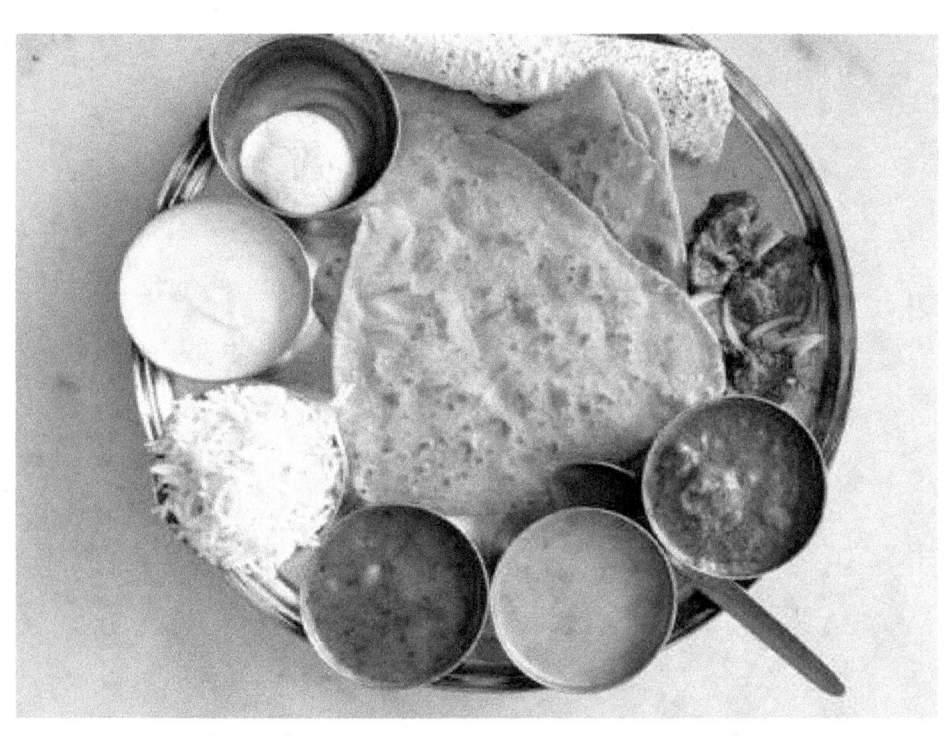

Zuppa di pollo squisita

Tempo totale: 12 ore e 15 minuti

Tempo totale: 12 ore e 15 minuti

Porzioni: 6

3 carote, sbucciate e affettate

1 cucchiaino di zenzero, schiacciato

1/2 cucchiaino di aglio, schiacciato

1/4 cucchiaino di curcuma

1/2 cipolla, tagliata a dadini

12 tazze) di acqua

5 chiodi di garofano

2 bastoncini di cannella

1/4 cucchiaino di pepe nero in grani

2 petti di pollo

1 libbra di pollo

1 cucchiaio di sale marino

- Aggiungi tutti gli ingredienti nella pentola a cottura lenta.
- Coprite e cuocete a fuoco basso per 12 ore.
- Rimuovere il pollo dalla pentola a cottura lenta e usando la forchetta sminuzzare il pollo.
- Rimetti il pollo sminuzzato nella pentola a cottura lenta e mescola bene.
- Condite con pepe e sale.
- Servite e gustate.

Calorie 225, Grassi 5,9 g, Carboidrati 4,3 g, Zucchero 1,9 g, Proteine 36,4 g, Colesterolo 102 mg

Calorie 225, Grassi 5,9 g, Carboidrati 4,3 g, Zucchero 1,9 g, Proteine 36,4 g, Colesterolo 102 mg

www.ingramcontent.com/pod-product-compliance
Lightning Source LLC
Chambersburg PA
CBHW071823080526
44589CB00012B/898